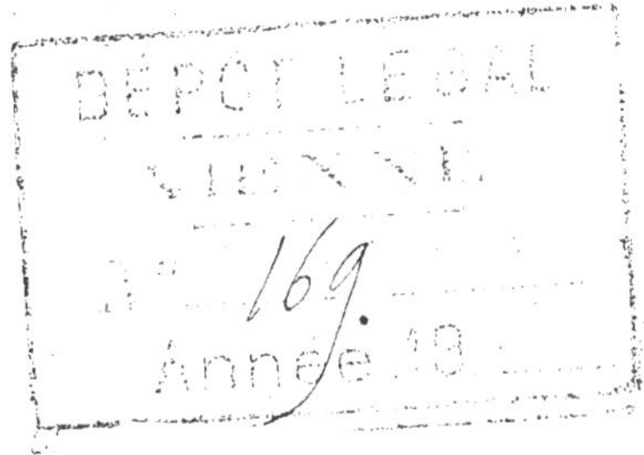

Dr J. HÉBERT de la ROUSSELIÈRE
ANCIEN INTERNE DES HÔPITAUX D'ANGERS
LAURÉAT DE L'ÉCOLE DE MÉDECINE
(Prix Farge 1912)

Étude sur l'Oblitération des Vaisseaux Mésentériques

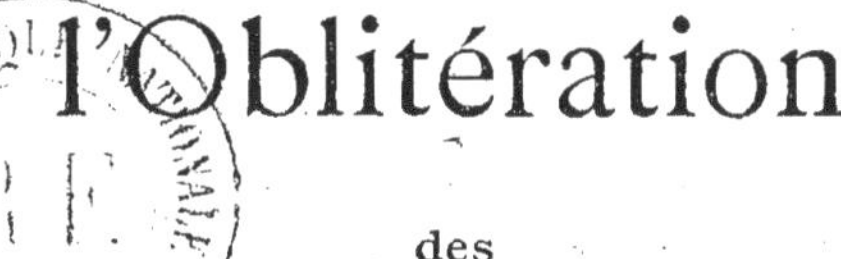

PARIS
J.-B. BAILLIÈRE ET FILS
19, RUE HAUTEFEUILLE, 19

1914

ÉTUDE

SUR

L'OBLITÉRATION

DES

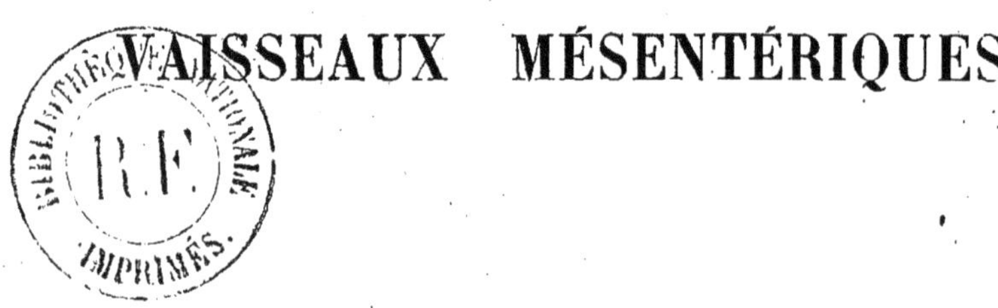

VAISSEAUX MÉSENTÉRIQUES

Dr J. HÉBERT de la ROUSSELIÈRE

ANCIEN INTERNE DES HÔPITAUX D'ANGERS
LAURÉAT DE L'ÉCOLE DE MÉDECINE
(Prix Farge 1912)

Étude
sur
l'Oblitération
des
Vaisseaux Mésentériques

PARIS
J.-B. BAILLIÈRE ET FILS
19, RUE HAUTEFEUILLE, 19

1914

A MON PÈRE

LE Dr HÉBERT DE LA ROUSSELIÈRE

Ancien chef des travaux chimiques à l'École de Médecine d'Angers
Président de la Société des Sciences Médicales d'Angers
Témoignage bien affectueux de toute ma filiale reconnaissance

A MA MÈRE

A MA FAMILLE

A MES PROFESSEURS

DE L'ÉCOLE DE MÉDECINE D'ANGERS

A MES PROFESSEURS

DE LA FACULTÉ DE MÉDECINE DE PARIS

A MES CAMARADES D'INTERNAT

En souvenir des joyeuses années passées ensemble, années qui resteront les plus heureuses de ma vie.

A MESDAMES LES SŒURS DE SAINT-VINCENT-DE-PAUL DE L'HOTEL-DIEU D'ANGERS

Bien respectueux souvenir

A mon Président de Thèse

MONSIEUR LE PROFESSEUR QUÉNU

Professeur de Clinique chirurgicale à la Faculté de Médecine de Paris
Membre de l'Académie de Médecine
Chevalier de la Légion d'Honneur

ÉTUDE

SUR

L'OBLITÉRATION

DES

VAISSEAUX MÉSENTÉRIQUES

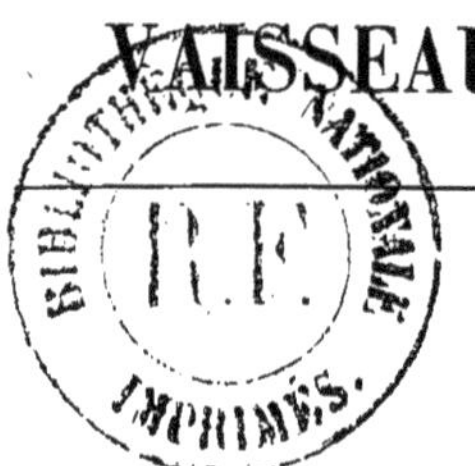

AVANT-PROPOS

Avant de terminer nos études médicales nous tenons à remercier ici tous nos maîtres, qui pendant notre vie d'étudiant ont été pour nous des guides si précieux.

M. le Dr Legludic, directeur honoraire de l'Ecole, fut notre premier maître, notre premier conseiller. Qu'il reçoive ici l'assurance de notre haute estime.

Que M. le Dr Boquel, directeur de l'Ecole de Médecine, professeur de clinique obstétricale, reçoive aussi l'assurance de notre profonde reconnaissance pour les leçons si pratiques qu'il sut nous enseigner, spécialement quand nous avons eu l'honneur d'être son interne.

Ce serait manquer à notre devoir que d'oublier ici M. le Dr Jagot, qu'une mort prématurée est venue enlever à ses élèves et à ses malades. Il avait su nous montrer dans son service d'hôpital que si le malade est pour le médecin un sujet d'études, il est aussi surtout et avant tout un être qui souffre, auquel le praticien doit apporter tout son cœur et tout son dévouement.

Notre reconnaissance ira plus spécialement vers nos deux maîtres en chirurgie : les professeurs Monprofit et Brin.

M. le professeur Monprofit fut pour nous plus qu'un maître, j'ose dire un ami ; il sut, pendant les deux années où nous fûmes avec lui successivement comme étudiant, externe et comme interne, faire passer en nous son amour si vrai de la chirurgie. Nous nous rappellerons toujours ses leçons si imagées, si frappantes, tant au lit du malade que sur la table d'opération. Nous nous rappellerons aussi ces opérations magistrales où le bistouri du maître attire une foule si compacte d'étudiants, à laquelle se mêlent souvent les célébrités médicales et chirurgicales de France ou de l'étranger. Ce fut lui qui nous fit faire nos premières opérations. Nous lui devons pour cela encore les remerciements les plus sincères.

M. le professeur Brin, dont nous avons été l'interne, nous fit en plus le très grand honneur de nous prendre pendant un an et demi comme chef de clinique à sa maison de santé de Saint-Louis. Il nous montra, tant dans son service d'hôpital, où, grâce à son amabilité, on peut faire soi-même un très grand nombre d'interventions, qu'à sa clinique privée, cette chirurgie raisonnée, prudente, qui lui assure de si beaux succès. Ses leçons si claires nous resteront comme des guides précieux dans notre future carrière et nous ont été déjà d'un grand secours dans cette thèse qu'il nous a inspirée.

Que MM. les docteurs Thibault, R. Tesson, Mareau, Vinsonneau, Martin, Charrier, Dénécheau, Papin, Cocard, Maugourd, Royer, Kauffmann, Spillmann, Léon, Gaugain, dont nous avons été l'interne ou dont nous avons suivi les leçons, reçoivent aussi l'hommage de notre sincère reconnaissance.

M. le professeur Turlais, professeur de physiologie, nous a aidé de ses conseils pour les expériences de cette thèse et a mis aimablement à notre disposition son laboratoire. Nous lui devons des remerciements tout spéciaux.

Nous ne saurions oublier non plus nos premiers maîtres du P. C. N. : MM. les docteurs Sarrazin, Thézée, Montier et Allanic.

Un remerciement bien amical aussi à notre ami M. le vétérinaire Pommier, dont le concours nous fut si précieux dans les différentes expériences de cet ouvrage.

M. le professeur Quénu nous a fait le très grand honneur d'accepter la présidence de cette thèse : qu'il reçoive ici l'assurance de notre respectueuse reconnaissance.

INTRODUCTION

Quoique de nombreux auteurs aient déjà étudié la question des thromboses du mésentère, il nous a semblé qu'une étude sur cette maladie si obscure dans ses symptômes, si difficile dans son diagnostic, si grave dans ses suites et dans son traitement, ne serait pas dénuée de tout intérêt.

Notre maître le professeur Brin ayant eu le privilège rare de constater et d'opérer quatre de ces cas, dont deux avec nous-mêmes, nous avons eu là encore une raison de plus pour nous décider à traiter ce sujet.

A ces quatre cas nous en ajoutons un autre personnel, qui ne pourra malheureusement être cité que de mémoire.

En plus de ces cinq observations inédites nous avons pu réunir 179 autres observations.

Nous avons tenu à ce que tous les chapitres de cet ouvrage soient faits d'après l'étude minitieuse de chacun de ces cas. Sans négliger, certes, les théories émises par tous ceux qui jusqu'ici se sont occupés de la question, nous avons surtout voulu montrer des faits cliniques à l'appui des théories que l'on a pu édifier.

Autant que possible chaque observation a été étudiée dans le texte original. Qu'il nous soit à ce propos permis de remercier ici nos traducteurs des revues étrangères que nous avons consultées : M. Wachter pour les articles allemands; M. l'abbé Marchand, professeur à l'Université d'Angers, pour ceux de langue anglaise, et M. Chick, externe des Hôpitaux pour les articles russes.

Enfin des expériences personnelles sur le cadavre et sur des animaux nous ont permis de nous préciser encore davantage certains points de la question.

CHAPITRE PREMIER

HISTORIQUE

L'histoire des thromboses et embolies mésentériques remonte assez loin, puisque nous trouvons, dès 1834, dans les « Bulletins et Mémoires de la Société anatomique de Paris », un article de Desprez sur la thrombose de l'artère mésentérique. Mais ce n'est que dix ans plus tard, en 1843, que Tiedemann en cite le premier cas. Bientôt après, Virchow, en 1847 et 1852, donne les premières descriptions de l'infarctus intestinal. Il est suivi dans cette voie par Beckmann, Cohn (1860), Moss, Merckel. Leurs études successives permettent à Oppolzer de faire, pendant la vie, le premier diagnostic en 1862.

Deux ans plus tard, les Allemands Gehrardt et Kussmaul en étudient et en fixent la symptomatologie.

En 1875, toujours en Allemagne, Faber publie vingt observations. Il expose une théorie sur la pathogénie de la thrombose mésentérique. Cohnheim de son côté émet lui aussi une théorie différente. A cette même date Litten commence ses célèbres expériences, et c'est de lui que va partir vraiment l'étude clinique de la maladie. A côté de lui Cohnheim, Cohn publient également des expériences intéressantes.

A cette date aussi commencent à apparaître des travaux français : Lereboullet étudie la symptomatologie. Citons encore les thèses de Rhein en 1875, de Flament en 1876, de Bertrand en 1878. En Allemagne citons les dissertations inaugurales de Rüs, Hahn, Pless, Groskurth, Westhoff.

Dreyfous, en 1885, dans les recueils de la Société anatomique, publie une observation de thrombo-phlébite mésaraïque et en réunit deux analogues. Le premier il établit le rapport existant entre l'oblitération mésaraïque et les lésions intestinales. C'est à lui que l'on doit également une étude histologique de ces lésions.

En 1890 Pilliet rapporte deux cas nouveaux de thrombophlébite mésaraïque et la distingue de la pylephlébite tronculaire. Mais, ainsi que le dit Sauvé, « il a fallu l'essor de « la Chirurgie contemporaine pour intéresser vraiment « médecins et chirurgiens à des lésions qui, auparavant, sem- « blaient au-dessus des ressources de l'art, et c'est seulement « depuis 1894 que les observations éparpillées jusque-là « en communications brèves se condensent en mémoires de « valeur ».

Peron et Beaussenat, Boucly en France, Watson en Amérique, Iohst en Allemagne accumulent des documents précieux. Pless rassemble 32 cas, Kabarktchieff 40 et en 1898 Watson peut en réunir 52. Rappelons encore à cette date les travaux de Elliot en Angleterre, de Westhoff, de Grosskurth, de Kauffmann en Allemagne, qui viennent tous grossir le lot déjà important des observations et les accompagnent de discussions intéressantes.

Enfin, dans ce dernier siècle, nous trouvons : en France : Gallavardin, qui, dans une revue très documentée de la *Gazette des Hôpitaux* (1901), réunit 83 observations. De nouveaux cas sont rapportés par Leclerc, Claisse et Abrami, Mouchet, Picqué et Grégoire. Paraissent ces dernières années les thèses de Roussel (1905), de Morisset (1907).

En 1908, Mauclaire et Jacoulet nous donnent une étude très complète de la maladie dans les *Archives générales de Chirurgie*. En 1909 Mériel cite une nouvelle observation de thrombose intestinale, que Lécène opère sans succès. Sauvé, en 1910, fait paraître un article dans le *Journal de Chirurgie* sur l'oblitération des vaisseaux mésentériques, article qui semble avoir été le guide de la thèse de Taravellier (1911).

Enfin Letulle et Lagane, Lecène, Leclerc et Cotte, Thévenot et Rey, Boinet, etc., etc., publient de leur côté des observations de thromboses dont plusieurs traitées chirurgicalement.

En Allemagne tous les côtés de la question sont étudiés à fond : Ribbert en 1901 indique les résultats de l'arrêt de la fourniture du sang et en fait notamment découler certaines sténoses intestinales. En 1902, Sprengel décrit le type de gangrène ischémique de l'intestin et en cite trois observations. En 1905, Radonicic, Nydegger précisent le diagnostic. Hœgel, Lichtendorf publient de nouveaux cas. Haugen en 1908 fait une opération avec succès. En 1909, Bolognesi s'engage sur la voie de Litten et fait une étude expérimentale des vaisseaux mésentériques. Schredl, Neumann précisent la symptomatologie et le traitement.

Enfin on arrive, en 1910, à l'important travail de Zésas, qui ne réunit pas moins de 363 fiches bibliographiques. Citons encore cette année-là l'étude histologique des lésions faite par Pommer.

En Angleterre et en Amérique : Monro et Workmann, Fischer, Richards, Mac Pherson, Rodger, Carmichœl, Codmann, Schœmaker, Wakefield, Green, Janeway (cité par Scott-Schley) apportent eux aussi des observations et des discussions intéressantes. Jackson, Porter et Quinby, en 1904, citent 214 cas, dont 27 inédits.

En Italie citons Ravenna, qui publie 4 observations, Bruno.

En Russie enfin rappelons Sokoloff, Tcherkovskaïa, qui publie en 1911 une observation de thrombose mésentérique chez un sujet probablement syphilitique (obs. 5).

CHAPITRE II

ANATOMIE

— « Pédicule membraneux essentiellement vasculaire « jouant à l'égard des vaisseaux qu'il renferme le rôle d'or- « gane protecteur », telle est, d'après Sappey, la définition du mésentère.

Pédicule membraneux, puisque, formé par l'adossement de deux feuillets péritonéaux, il est destiné à maintenir l'intestin dans la cavité abdominale, il est aussi et avant tout un pédicule vasculaire, puisque c'est en lui que passent tous les vaisseaux nourriciers de la masse intestinale.

De son premier rôle retenons seulement ceci : c'est un éventail, un triangle, dont l'insertion postérieure correspondant au sommet suit une ligne oblique de haut en bas et de gauche à droite, s'étendant sur une longueur de 15 à 20 centimètres du côté gauche de la 2e vertèbre lombaire au côté interne du cæcum, et dont la base suit le bord postérieur de l'intestin grêle, soit une longueur de 7 à 8 mètres environ.

Cette comparaison du mésentère à un éventail va se trouver encore justifiée et précisée par l'étude de la disposition de ses vaisseaux sanguins le divisant en une série de petits territoires cunéiformes intervasculaires ressemblant aux divisions habituelles de l'éventail.

Deux artères avec leurs veines correspondantes irriguent toute la masse intestinale.

Tout d'abord l'artère mésentérique supérieure. Elle naît de la face antérieure de l'aorte à environ deux centimètres au-dessous du tronc cæliaque, au milieu du quadrilatère veineux de Villandre et Gatellier. De ce point elle se dirige en bas et en avant, au-dessous du pancréas, puis, franchissant le bord inférieur de ce dernier, elle passe au-dessus de la troisième portion du duodénum et se dirige ensuite en bas décrivant une légère courbe à concavité droite pour aller se terminer, d'après Testut, Poirier, à l'angle ileo-cæcal. Lardennois et Okinczyc, en s'appuyant sur des données embryologiques, et spécialement sur le fait de la rotation intestinale, dont l'artère forme l'axe, la font terminer à 60 ou 80 cm. en amont de l'angle ileo-cæcal. Sur un sujet debout elle descend donc verticalement et correspond à l'emplacement du diverticule de Meckel. Cette opinion est partagée par Latarjet.

Ses branches collatérales vont irriguer tout l'intestin grêle et la moitié droite du gros intestin.

De sa concavité elle donne les artères coliques, qui se rendent au gros intestin. Au nombre de trois pour Poirier, Testut, Villandre et Gatellier, au nombre de deux seulement pour Lardennois et Okinczyc, on les distingue en colique droite supérieure, moyenne et inférieure.

La colique supérieure, ou artère du côlon transverse de Poirier et Jonnesco, ou colique media des Allemands, naît de la concavité de l'anneau duodénal et pénètre dans l'épaisseur du méso-côlon transverse.

La colique moyenne ou artère du côlon ascendant naît directement du tronc de la mésentérique supérieure ou, comme le pensent Lardennois et Okinczyc, de l'une ou l'autre des deux autres coliques. Sur 6 cadavres que nous avons examinés à ce sujet, 4 présentaient la disposition dont parlent Lardennois et Okynczyc, et deux celle de Poirier.

La colique inférieure ou artère iléo-colo-cæcale naît de la mésentérique supérieure et se dirige vers l'angle iléo-colique.

Ces trois artères, à quelques centimètres avant d'arriver au bord intestinal, se divisent en deux branches : la branche supérieure, qui s'anastomose avec la branche inférieure de celle qui est au-dessus et réciproquement. La branche supérieure de l'artère du côlon transverse s'anastomose avec la colique gauche branche de la mésentérique inférieure pour former l'arcade de Riolan, anastomosis maxima de Haller. La branche inférieure de l'artère iléo-cæcale s'anastomose avec la terminaison de la mésentérique supérieure elle-même ou plus exactement, toujours d'après Lardennois et Okinczyc, la mésentérique supérieure, après avoir jeté ces branches collatérales, se bifurque en deux petits troncs qui se rejoignent ensuite formant ce qu'ils appellent « l'anneau artériel terminal », et c'est de la branche droite de cet anneau artériel que se détache le rameau iléal terminal, qui va s'anastomoser avec l'artère récurrente iléale, branche de bifurcation de l'iléo-colo-cæcale.

« Ces différentes artères coliques, disent Villandre et « Gatellier, forment en résumé la moitié droite d'un vaste « cercle artériel longeant le bord adhérent du gros intestin. « De ce cercle se détachent des branches parallèles perpendiculaires au canal intestinal... qui se subdivisent de « nouveau, s'anastomosent entre elles, formant une nouvelle arcade vasculaire. Finalement, les branches intestinales se divisent en deux ordres de rameaux qui passent sur la circonférence externe de l'intestin pour s'anastomoser au niveau du bord libre. »

De la convexité de la mésentérique supérieure vont naître toutes les branches destinées à l'intestin grêle. Nous insisterons particulièrement sur ces branches et leur disposition, nous reportant souvent pour cela à l'étude faite par Latarjet dans *Lyon Chirurgical*, 1910. Car cette étude anatomique est, pensons-nous, indispensable pour bien comprendre plus tard la pathogénie des lésions que nous étudions, en même temps que la forme, classique pour ainsi dire, de l'infarctus intestinal.

Au moment où la mésentérique supérieure franchit la portion horizontale du duodénum elle envoie sur son côté gauche dix à seize branches principales dans le mésentère. Ces branches, après un court trajet, s'anastomosent entre elles formant ainsi une sorte de voûte artérielle parallèle à la mésentérique supérieure elle-même et que Dwigt appelle « vaisseau parallèle ». Dans la partie supérieure de l'intestin grêle cette voûte reste unique. Elle envoie une série d'artères qui perpendiculairement à elle vont en divergeant jusqu'à l'intestin délimitant une suite de petites zones cunéiformes à sommet postérieur que Monks appelle les « lunettes intervasculaires ». Ces artères s'appellent « vasa recta ». Quelques rares et fines anastomoses existent quelquefois entre ces vasa recta. Arrivés près du bort intestinal, les vaisseaux droits se divisent en deux branches qui embrassent le cercle intestinal.

« A mesure que l'on s'éloigne de l'angle duodéno-jéjunal, « il s'ajoute au premier système de voûtes une seconde « superstructure moins importante que la première et plus « irrégulière d'où partent les vaisseaux droits. Puis à ce « second système d'anastomoses s'ajoutent une troisième, « une quatrième, parfois même une cinquième série d'anas- « tomoses. Ce système s'arrête à 40 ou 50 centimètres du « cæcum. A ce niveau une arcade terminale longe la ter- « minaison de l'iléon » (Latarjet). On comprend que les vasa recta vont graduellement en diminuant de longueur, de calibre.

Les lunettes intervasculaires de Monks persistent toujours, mais à mesure qu'on s'éloigne du duodénum elles sont moins translucides, beaucoup plus vasculaires, étant remplies de toutes ces anastomoses, et à limites bien moins nettes.

L'arcade terminale qui longe les derniers centimètres du cæcum court au plus près de l'intestin et envoie de chaque côté des rameaux terminaux.

Arrivées sur le bord de l'intestin, les artères vont pénétrer dans l'épaisseur des parois intestinales. Elles cheminent d'abord entre la tunique séreuse et la musculeuse. Après avoir abandonné quelques rameaux aux fibres musculaires elles forment dans la tunique sous-muqueuse un riche réseau, le réseau sous-muqueux dont nous verrons toute l'importance dans la pathogénie des infarctus de l'intestin, enfin les artères arrivent à la couche muqueuse, où elles se distribuent aux glandes, villosités, follicules clos, plaques de Peyer.

Un peu au-dessous de la mésentérique supérieure naît la mésentérique inférieure. Elle naît de l'aorte, se dirige un peu obliquement de droite à gauche recouverte tout d'abord par la portion horizontale du duodénum. Beaucoup plus petite que la mésentérique supérieure elle ne tarde pas à se diviser en deux branches : l'une qui continue sa direction et que l'on peut considérer comme sa branche terminale, c'est l'hémorroïdale supérieure que Poirier appelle artère du rectum, l'autre qui constitue le tronc commun des artères coliques gauches. Au nombre de trois, ces dernières s'anastomosent entre elles comme les coliques droites. De plus la supérieure s'anastomose, comme nous l'avons vu, avec la colique droite supérieure, la colique gauche moyenne forme l'artère sigmoïde, qui se rend à l'anse sigmoïde du côlon pelvien, l'inférieure s'anastomose avec l'hémorroïdale supérieure.

A ces artères correspondent des veines : les veines mésaraïques : la grande et la petite, ces deux veines constituent avec la splénique la veine porte. Quelle est l'origine de ces veines? Elles prennent leur origine dans la muqueuse intestinale par des réseaux capillaires péri-glandulaires. Les branches qui en résultent traversent la muqueuse et aboutissent dans la tunique sous-muqueuse à un vaste réseau formant ce que l'on appelle le système d'anastomoses intrapariétales. De là, après avoir rampé sous la séreuse, elles se jettent dans les arcades anastomotiques qui représentent les seules voies collatérales pour un segment donné d'intestin grêle.

Ces arcades anastomotiques suivent le trajet, la répartition des arcades artérielles. Notons qu'il y a une seule veine pour chaque artère.

Il nous reste maintenant à étudier, avant de terminer ce chapitre, une question importante, c'est celle des anastomoses de ces différentes artères entre elles d'abord, ensuite avec les autres parties du système vasculaire. C'est l'importante question du caractère terminal ou non terminal des artères mésentériques, c'est en un mot presque toute la pathogénie de l'infarctus intestinal. Nous nous placerons seulement ici au point de vue anatomique, nous réservant pour plus tard au chapitre de la pathogénie d'envisager la question sous une toute autre forme : la forme physiologique.

Nous avons assez longuement étudié dans les lignes précédentes les anastomoses des branches mésentériques entre elles. Nous avons montré tout ce système d'arcades, ces divisions, ces subdivisions des branches artérielles, nous avons parlé aussi de l'anastomose par l'arcade de Riolan des deux mésentériques entre elles, nous n'insisterons pas davantage.

Restent les anastomoses avec les autres artères du voisinage. On peut les répartir en deux groupes :

Tout d'abord les anastomoses normales. La mésentérique supérieure communique avec le tronc cæliaque : 1° par quelques petits rameaux insignifiants,qui sont reliés à l'artère hépatique ; 2° par sa branche pancréatico-duodénale qui s'anastomose avec une artère de même nom provenant de la gastro-épiploïque droite; elle est reliée, nous l'avons vu, par l'arcade de Riolan avec la mésentérique inférieure et cette dernière,à son tour,grâce à l'hémorroïdale supérieure, est reliée aux artères du bassin par les hémorroïdales moyennes et inférieures branches de l'hypogastrique. Elle communique encore avec le plexus artériel rétro-péritonéal de Turner.

Une injection que nous avons poussée un jour dans la mésentérique supérieure pour injecter les artères intestinales a injecté en même temps tout le territoire du tronc cæliaque et de la mésentérique inférieure. Les communications entre ces différentes artères sont donc bien réelles au point de vue anatomique.

Ajoutons à cela quelques anastomoses anormales qui se produisent encore assez fréquemment. Poirier cite le cas de la gastro-duodénale donnant des artères coliques, de l'artère splénique donnant l'hémorroïdale supérieure, réciproquement la mésentérique supérieure a donné: la gastro-duodénale, une branche anastomotique avec l'hépatique se rattachant ainsi au tronc cæliaque ; Poirier l'a vue encore plusieurs fois donner l'une des coliques gauches, l'hémorroïdale supérieure se rattachant par là avec la mésentérique inférieure et les artères du bassin.

Les veines correspondantes aux artères ne sont pas moins

riches comme anastomoses. Entre elles, elles sont calquées sur leurs artères respectives et présentent par conséquent de très nombreuses voies de communication. De plus le système porte qu'elles constituent en grande partie ne forme point un système absolument isolé et présente avec le système cave d'assez nombreuses anastomoses.

Anastomoses œsophagiennes par la veine coronaire stomachique qui reçoit des rameaux cardiaques descendants s'amastomosant avec les veines œsophagiennes inférieures.

Anastomoses rectales par les hémorroïdales supérieures, qui communiquent avec les branches pelviennes de la veine cave par les hémorroïdales inférieures et moyennes.

Anastomoses péritonéales par les veines du système de Retzius.

Anastomoses ombilicales par les veines portes accessoires ou veines de Sappey, qui vont du foie aux veines profondes et superficielles de la paroi abdominale.

A côté notons quelques anastomoses anormales citées par Schmidel : de la grande mésaraïque avec la rénale gauche, des coliques gauches avec la spermatique et la rénale gauche.

Enfin Lejars admet comme constantes et nombreuses les anastomoses des coliques droites et gauches avec les veines adipeuses du rein.

On voit par toute cette étude combien sont solidaires l'une de l'autre les deux artères mésentériques et leurs veines correspondantes dans tout le territoire intestinal d'abord et avec les systèmes vasculaires voisins ensuite.

Nous verrons bientôt quelle valeur réelle il faut attacher à tout ce système anastomotique qui, à première vue, semble rendre sinon impossible du moins très difficile des troubles circulatoires assez profonds pour produire une lésion telle que l'infarctus intestinal.

CHAPITRE III

ÉTIOLOGIE

La plupart des auteurs divisent l'étude de l'oblitération des vaisseaux mésentériques en trois chapitres distincts : oblitération veineuse, oblitération artérielle, oblitération à la fois artérielle et veineuse.

Telle est entre autres la division suivie par Mauclaire et Jacoulet dans l'étude qu'ils ont faite de la lésion, en mars 1908, dans les *Archives Générales de Chirurgie*. D'autres, au contraire, synthétisent ces chapitres en une seule et même étude. Sauvé, en particulier, dit : « L'infarctus « intestinal est un comme l'infarctus pulmonaire, comme « l'infarctus rénal pour le clinicien qui l'étudie. » Il admet toutefois des différences sensibles lorsqu'il traite l'étiologie et la pathogénie : « Je décrirai, dit-il, l'infarctus intestinal « dans son unité, me réservant après chaque chapitre d'en- « semble d'indiquer rapidement les variantes anatomiques « et cliniques, vraiment très minimes, qui résultent rarement « d'une pathogénie souvent différente. »

Cette conduite nous paraît la meilleure, et c'est elle que nous adopterons, avec cette réserve, toutefois, que nous admettrons des différences plus que « minimes » pour certaines parties du sujet et entre autres pour l'étiologie.

Tout d'abord oblitération artérielle et oblitération veineuse reconnaissent des causes communes : causes *anatomiques :* la disposition lâche des vaisseaux mésentériques subissant les mouvements continuels des viscères n'est peut-être pas étrangère, vue la gêne facile de la circulation, à la localisation des thrombus ou embolies dans ces vaisseaux.

En second lieu : l'âge des malades. En prenant la moyenne de l'âge des malades dont nous avons sous les yeux les observations nous sommes arrivés aux chiffres suivants : C'est entre 55 et 65 ans que la fréquence en est la plus grande. L'âge moyen des malades atteints d'infarctus hémorragique par oblitération veineuse est un peu moins élevé que celui des malades atteints d'infarctus intestinal par oblitération artérielle. Il est exactement de 39 ans pour les premiers et de 45 pour les seconds. Cela s'explique assez facilement si l'on veut bien songer que l'oblitération veineuse est due en grande partie aux infections intra-abdominales : entérites, appendicites, typhoïde, infections utérines qui se rencontrent plutôt chez les sujets jeunes et chez l'adulte, tandis que l'oblitération artérielle relevant surtout de l'artério-sclérose, de l'athérome se trouvera rarement avant la cinquantaine.

Tous les âges ont payé leur tribut à cette maladie ; nous avons, dans les 184 observations qui nous servent à faire ce travail, trouvé :

11 malades au-dessous de 20 ans, dont le plus jeune, observation d'oblitération artérielle et veineuse (Taylor) (obs. 71), avait cinq ans.

23	malades	avaient	de	20	à	30 ans
32	—	—	—	30	à	40 —
35	—	—	—	40	à	50 —
30	—	—	—	50	à	60 —
24	—	—	—	60	à	70 —
8	—	—	—	70	à	80 —
1	—		avait			82 ans

Les hommes sont plus fréquemment atteints que les femmes.

Nous trouvons dans notre statistique 117 hommes pour 67 femmes.

Enfin si l'on compare le nombres des observations artérielles à celui des observations veineuses nous voyons que les premières sont de beaucoup les plus fréquentes dans les différentes statistiques des auteurs. Entre autres, Jackson, Porter et Quinby sur 197 observations nettes d'oblitération mésentérique trouvent 120 observations d'oblitération artérielle et 77 seulement d'oblitération veineuse. Notre statistique cependant donne la prédominance aux oblitérations veineuses. Nous trouvons en effet 69 observations d'oblitération artérielle contre 102 d'oblitération veineuse et 13 d'oblitérarion artério-veineuse.

Ces causes générales étant connues, il nous reste à préciser l'étiologie spéciale à chaque catégorie. Nous laisserons de côté les cas d'oblitération à la fois artérielle et veineuse qui ne forment vraiment un chapitre spécial qu'aux points de vue anatomo-pathologique et pathogénique et qui pour tout le reste se groupent à la fois soit dans les observations d'oblitération artérielle, soit dans celles d'oblitération veineuse.

Infarctus intestinal par oblitération veineuse.

Les thrombo-phlébites mésaraïques peuvent, ainsi que le font Maulaire et Jacoulet, être divisées en deux grands groupes : les thrombo-phlébites secondaires et les thrombo-phlébites primitives,

Les *thrombo-phlébites secondaires* ne sont que l'extension aux mésaraïques d'une lésion existant déjà dans le système porte. Elles sont le dernier choc qui emportera le malade depuis longtemps déjà condamné. On les voit donc au cours des différentes cirrhoses : cirrhoses atrophiques, ce sont les cas de Spengel, Chuquet, Barroveccio, Auvray, Castaigne, Amos. Cirrhoses syphilitiques (Dreyfus, Leduc, Péron et Beaussenat). Cirrhoses graisseuses (Oswald). Cancer du foie (Kœster). Dans tous ces cas, c'est « la gêne circulatoire qui favorise l'extension de la thrombose-porte » (Mauclaire et Jacoulet).

Les *thromboses mésentériques primitives* ont une cause évidente : *l'infection*. Elle domine toute leur étiologie et dans les lignes qui vont suivre nous n'aurons d'autre but que de montrer les différentes façons dont elle pénètre jusqu'à ces vaisseaux. On pourrait appeler l'infarctus par oblitération veineuse : infarctus infectieux.

Cette infection est d'origine soit extra-abdominale, soit intra-abdominale.

Les thrombo-phlébites à point de départ extra-abdominal sont rares. On les a vues cependant : après une parotidite suppurée (Goodheart) un phlegmon du cou suivi d'érysipèle (Mac Weeney). Sprengel en cite un cas chez un jeune homme de 22 ans atteint de blennorragie ; Korte chez un médecin atteint de grippe infectieuse. Enfin on a pu noter des cas de thrombo-phlébites mésaraïques à la suite d'opérations extra-abdominales : tel est le cas de Maylard après une hémithyroïdectomie.

Ce ne sont là que des cas isolés. Les thrombo-phlébites mésaraïques d'origine abdominale sont de beaucoup les plus fréquentes. L'infection peut être soit d'origine pelvienne, soit d'origine intestinale, ou bien encore apportée chez le malade au cours d'une intervention chirurgicale, ou bien se présenter comme syndrome terminal d'un néoplasme évoluant depuis déjà un certain temps.

En premier lieu citons l'infection utérine, elle domine la scène. Sur les 102 observations d'oblitération veineuse que nous avons consultées, 11 fois l'utérus a été en cause, soit une moyenne de plus de 10 o/o. On la trouve soit au cours d'accouchements normaux (Hilton-Fagge, Cramer, Broussin,) de fausses couches (Letulle, Lund, Amos), soit surtout après les interventions portant sur la matrice : accouchements difficiles: forceps, version, curettage après fausses couches, manœuvres abortives (Garmsen Mouchet, Lerat et Cleret) (obs. 65).

Après l'utérus l'intestin vient en second lieu surtout avec l'appendicite. L'infection partie de ce dernier se propage de proche en proche des veines du méso-appendice jusqu'aux branches plus importantes des mésaraïques. C'est à l'Allemand Polya et à Gerster que l'on doit une étude très minutieuse des rapports entre l'appendicite et la thrombo-phlébite.

Dans l'occlusion intestinale, on peut trouver des zones d'intestin, des plaques infarctées (Prütz).

Les lésions de la muqueuse intestinale : ulcérations urémiques ou typhiques, sembleraient, à première vue, devoir être une cause fréquente de thrombose mésaraïque. Ne réunissent-elles pas en effet les meilleures conditions à la formation et au développement du caillot : zone microbienne riche, infiltration embryonnaire des vaisseaux, paralysie plus ou moins grande de l'intestin amenant un ralentissement de la circulation. A notre grande surprise nous n'avons pu trouver aucune observation probante où une thrombose mésaraïque aurait été observée après ces lésions. Ce sont également les constatations de Mauclaire et Jacoulet. Ils citent l'observation de Monro et Vorkmann, nous l'avons nous-même analysée et si le sujet, un zingueur de 18 ans, présenta des accidents typhiques il n'en est pas moins vrai qu'il avait une séro-réaction de Widal négative. Avec cette observation nous en avons trouvé une autre de Kœster, où une femme âgée de 40 ans, mourut de thrombo-phlébite mésaraïque; elle avait eu la typhoïde, mais deux mois avant.

Les ulcérations urémiques de l'intestin ont pu être mises en cause une fois par Castaigne.

Les *interventions chirurgicales* ont quelquefois été une cause de thrombose mésaraïque. Citons le cas de Maylard après une gastro-enterostomie, de Braquehaye, après une énucléation de tumeur mésentérique. On en note après des cures radicales de hernies (Sauvé, Quénu), après des appendicectomies (Tschudy) (obs. 44) et surtout à la suite des splénectomies. Citons les cas de Delatour, Jonnesco, les deux cas de Lieblein (cités par Roussel).

Enfin les néoplasmes abdominaux peuvent quelquefois se terminer par thrombo-phlébite mésaraïque. Un cas de cancer du rectum (Auriol), cancer du pancréas (Handfort). Kraft signale une thrombo-phlébite après un carcinome des capsules surrénales, Askanazy au cours d'un carcinome du pylore avec cholécystite suppurée.

Notons pour finir cette étiologie que très souvent l'existence d'autres thromboses veineuses a été signalée dans les antécédents des malades et qu'il y a là une prédisposition individuelle non douteuse.

Infarctus hémorragique par oblitération artérielle.

L'étiologie de l'infarctus hémorragique par oblitération artérielle est plus simple et partant mieux connue que celle de l'oblitération veineuse. Elle peut se ramener à deux grandes causes : l'embolie ou la thrombose. C'est le cœur ou l'artério-sclérose qui dominent toute l'étiologie de ces lésions. Presque tous les malades étaient connus déjà depuis longtemps pour des cardiaques ou artério-scléreux.

L'embolie peut venir soit du cœur, soit de l'aorte, soit des veines pulmonaires.

Il est très rare que l'embolus venu dans les vaisseaux mésentériques parte des veines pulmonaires. On n'en connaît qu'un seul cas, celui de Virchow, où il y eut à la fois : thrombose des veines pulmonaires et embolie des artères mésentériques.

Le plus souvent c'est à la suite d'une endocardite que le caillot se déplace. Sur les 69 observations d'oblitération artérielle que nous avons, 35 fois nous avons retrouvé chez le malade un passé cardiaque net, vérifié d'ailleurs le plus souvent par l'autopsie. C'est à peu près la même proportion donnée par Gallavardin, qui sur 63 cas d'oblitération de la mésentère supérieure trouve 39 fois une cardiopathie antérieure. Le plus souvent il s'agit de lésions valvulaires mal compensées, en premier lieu nous trouvons le rétrécissement mitral, maladie embolisante par excellence (Claisse et Abrami, Piery et Dumas) Buttera-Sillit, Karcher (obs. 35) ou bien d'endocardite aiguë rhumatismale.

Contrairement à l'opinion de Taravellier, qui prétend que « c'est la plupart du temps à la suite d'une endocardite « végétante que l'embolus se détache du cœur », nous pensons, avec la plupart des auteurs (Mauclaire et Jacoulet, Sauvé, Gallavardin), que très rarement cette cardiopathie produira l'embolus des artères mésentériques, cette lésion infectante amène plutôt l'ectasie et la perforation du vaisseau.

Quelquefois l'embolus part de l'aorte, crosse le plus souvent, très rarement de la partie thoraco-abdominale. Ce sont des malades atteints d'aortite chronique, où l'on trouve très souvent des caillots fibrineux, blanchâtres, organisés en un mot, adhérents à la paroi.

L'oblitération thrombosique est due à une endartérite

oblitérante. En 1871, H. Mollière prétendait que « c'était « uniquement dans les maladies du cœur que l'on aurait à « redouter la terrible complication de l'oblitération de l'ar- « tère mésentérique et dans l'endocardite aiguë à forme « ulcéreuse au premier chef ». C'était là une opinion beaucoup trop absolue, et aujourd'hui l'athérome des vaisseaux mésentériques prend une place de plus en plus importante dans l'étiologie de l'infarctus intestinal. Rokitansky, il est vrai, considérait cette lésion comme peu fréquente et classait le tronc cæliaque et les artères mésentériques au dernier rang des artères qui pouvaient être athéromateuses. Cruveilhier cependant avait signalé depuis longtemps des plaques d'ossification sur les artères intestinales.

Aujourd'hui cette lésion n'est plus douteuse. Gallavardin cite les cas de Litten, Altmann, Hahn, Halipré, Labbé, lesquels invoquaient la thrombose athéromateuse comme cause de l'oblitération de la mésentérique supérieure.

Bien mieux, Schnitzler, Von Schrotter nous apprennent que l'athérome des petits rameaux terminaux n'est pas rare. Cette artério-sclérose intestinale, si bien étudiée par Lagane, Cheinisse, se caractérise ordinairement par toute une phase pathologique : la « dyspragia intermittens angio-sclerotiqua intestinalis » des Allemands, ensemble de symptômes avant-coureurs de la lésion terminale : l'infarctus intestinal.

Pourquoi s'étonner d'ailleurs de cette localisation de l'artério-sclérose sur les artères mésentériques et les artères intestinales? Ne sont-elles pas plus exposées que toutes les autres à ces lésions? Elles sont en effet sans cesse aux prises avec les toxi-infections intestinales. Nous croyons même que cette artério-sclérose des vaisseaux mésentériques et intestinaux doit être souvent une localisation isolée. « Etant donnée, dit Lagane, la prédominance de tel ou « tel poison pour l'appareil vasculaire de tel ou tel organe,

« il n'est nullement extraordinaire que ces vaisseaux in-« testinaux représentent la seule localisation morbide. » Teissier, de son côté, a dit : « Le degré d'affinité de tel « ou tel viscère pour un poison explique la prédominance « de l'artério-sclérose dans tel ou tel département vascu-« laire : vaisseaux mésentériques chez certains entériti-« ques, alcooliques ou goutteux. »

Nous en faisons pour notre part la grande cause de la plupart des infarctus intestinaux dus à une oblitération artérielle.

Indépendamment de cette athéromatose évoluant depuis longtemps, on a pu noter l'oblitération par thrombus de la mésentérique supérieure à la suite d'une septicémie. C'est le cas de Faber, dont le malade fut atteint de cette lésion après une amputation de cuisse ; il s'agissait là sans doute d'une endartérite aiguë infectieuse.

La syphilis enfin a pu être incriminée dans un assez grand nombre de cas. « Nous croyons, dit Lagane, qu'ici comme « partout la syphilis joue un très grand rôle, et que dans la « pathologie intestinale et appendiculaire même, par l'in-« termédiaire des lésions artérielles, elle est souvent en « cause. » Il ajoute que chez trois de ses malades il a pu trouver les preuves histologiques de la syphilis artérielle. Scheib en rapporte un autre cas. Ajoutons à cela le cas d'Osler, publié par Jackson (obs. 25), enfin celui du docteur russe Tcherkovskaïa (obs. 5), qui croit devoir rapporter à la syphilis le cas d'infarctus intestinal observé chez un de ses jeunes malades âgé de 21 ans.

Ces lésions des artères mésentériques ont été trouvées non seulement dans les cas où tout le système vasculaire était atteint, mais à l'état de lésions isolées et même quelquefois dans leurs branches les plus fines, à l'exclusion de toutes les autres. Nous avons donc bien affaire ici parfois à une maladie isolée à symptomatologie, à étiologie bien spéciales et non à une manifestation locale d'un état général déjà connu et pronostiqué par un long passé de symptômes.

Ajoutons enfin, pour finir ce chapitre de l'étiologie, la fréquence beaucoup plus grande des lésions de la mésentérique supérieure. En effet, sur nos 69 observations nous, trouvons seulement quatre observations d'oblitération concernant la mésentérique inférieure. A quoi attribuer cette prédisposition de la mésentérique supérieure ? Son siège plus rapproché du cœur : elle est la première issue importante qui s'offre au caillot parti des cavités cardiaques ou de la crosse de l'aorte. Son émergence se faisant à angle aigu, son trajet à peu près parallèle à l'aorte continuant sans à-coups le sens du courant sanguin peuvent favoriser la pénétration du caillot à son intérieur. Mais ce sont là des causes bien minimes, si tant est qu'elles aient de l'influence. Il faut peut-être penser, avec Zésas, que l'oblitération de la mésentérique inférieure est sans doute aussi fréquente que celle de la mésentérique supérieure; mais infiniment mieux compensée par des anastomoses plus importantes avec le reste du système vasculaire, son oblitération est par là même d'une symptomatologie beaucoup moins bruyante et partant doit passer souvent inaperçue.

CHAPITRE IV

ANATOMIE PATHOLOGIQUE

Nous décrirons d'abord dans son ensemble l'infarctus hémorragique de l'intestin, tel qu'il se présente à la vue du clinicien, soit sur la table d'opération, soit sur la table d'autopsie. Nous laisserons de côté, pour n'en parler qu'à la fin de ce chapitre, les différences minimes qui séparent les deux sortes d'oblitération artérielle et veineuse. Enfin, pour terminer, nous étudierons rapidement l'infarctus blanc anémique, décrit par Sprengel.

A l'ouverture de l'abdomen il s'échappe toujours une certaine quantité de liquide. Cette sérosité plus ou moins teintée de sang ne dépasse pas en général 4 à 500 grammes. Si parfois cet épanchement est plus considérable et atteint deux et trois litres et plus, la cause ne doit plus alors en être attribuée uniquement à la lésion intestinale, mais à une autre lésion concomitante, du foie généralement, cause première de tout le mal : cirrhose alcoolique, syphilitique, cancéreuse.

Les intestins dans leur ensemble sont distendus, congestionnés. Si le ventre a été ouvert pour une opération, on ne remarque aucun mouvement de l'intestin, on croit avoir affaire à une occlusion, et la lésion causale peut ne pas apparaître de prime abord. Bientôt en déroulant l'intestin on arrive sur la partie malade et son aspect typique ne permet plus au clinicien de douter. Se détachant nettement des autres anses intestinales, une anse apparaît noire violacée, plus distendue ; on la sort en bloc du milieu de toute la masse intestinale ; elle est dure, cartonnée, comme empesée ; la comparaison que l'on en a faite à une anse de boudin est très exacte. A sa surface aucun mouvement de contraction, aucun plissement, la séreuse est tendue avec, par places, des altérations plus accentuées.

Le mésentère qui lui correspond est lui aussi dur, épaissi, congestionné : cela sur une surface triangulaire à sommet postérieur. A la palpation on peut sentir à son intérieur des sortes de cordes tendues roulant sous le doigt : ce sont les vaisseaux thrombosés : artères ou veines. Le plus souvent l'anse malade et son mésentère se détachent nettement aux deux extrémités des autres parties saines du reste de l'intestin. Quelquefois cependant on peut voir une zone de transition plus ou moins étendue.

Tel est pour l'opérateur l'aspect qui s'offre à sa vue à la laparotomie. Voyons maintenant dans leurs détails les lésions de l'anse infarctée et du mésentère correspondant.

Le plus souvent c'est sur l'intestin grêle que siège la lésion. Dans nos observations, seize fois seulement on trouve le gros intestin et il est presque toujours associé à une lésion du grêle, lésion qui s'est étendue plus ou moins loin sur le cæcum et côlon ascendant. Six fois seulement nous trouvons le gros intestin seul touché : une observation de Piery et Dumas avec lésion du cæcum et côlon ascendant, un infarctus hémorragique de l'anse sigmoïde de Parmentier et Chabrol (obs. 74), du côlon descendant (Eisenlohr), du côlon descendant avec l' S iliaque (Leduc), une de même siège (Kocher) et une de Adenot avec thrombose de l'artère mésentérique inférieure et gangrène du côlon.

Si l'on veut bien se rappeler ce que nous avons dit à l'étiologie sur la fréquence beaucoup plus grande des lésions des vaisseaux mésentériques supérieurs, on ne sera pas étonné de ce siège habituel des lésions.

Précisons encore davantage cette question du siège anatomo-pathologique. C'est ordinairement sur les premiers mètres du jejuno-iléon que va s'établir l'infarctus, très rarement sur le duodénum, rarement sur la partie moyenne et la partie terminale du grêle : la plus grande abondance d'anastomoses (ainsi qu'on l'a vu au chapitre de l'anatomie) sur cette partie de l'intestin explique, peut-être, la localisation moins facile d'un infarctus à cet endroit ; de même que par les gastro-duodénales une circulation collatérale est sans doute assez facilement établie, pour empêcher un infarctus du duodénum.

L'étendue de la lésion est assez variable. Très importante à connaître au point de vue du traitement chirurgical, elle n'est pas toujours facile à préciser. Très souvent des parties paraissant saines sont envahies à leur tour quelques heures après l'opération. Généralement cependant les lésions sont rarement inférieures à 0,30 cm. et supérieures à un mètre. C'est là une moyenne, mais on note des cas où la lésion a présenté une étendue plus considérable : 1 m. 50 (Letulle et Maygrier, Picqué et Grégoire, Talke), 2 mètres (Amos, Solièri (obs. 60), Mac Pherson, Scoot-Schley (obs. 54), 3 mètres (Picot (obs. 66), 4 mètres (Butera-Silliti). Il n'est même pas absolument rare de voir toute la masse intestinale prise dans son ensemble (Lund, Kraft, Carmichael (obs. 17), Jonnesco, etc.). Rarement on note des lésions atteignant moins de 0, 20 cm. (0 m. 10 de grêle, Renld (obs. 31), 0,12, Brunner) tous deux cités par Zésas.

Dans quelques cas enfin, il n'y a pas à proprement parler infarctus, mais on note çà et là sur un segment de l'intestin de petites plaques feuilles mortes (Braquehaye, Prütz), plaques de gangrène.

Il nous a paru intéressant de rechercher s'il existait un rapport constant entre le siège de l'embolus et le siège et l'étendue de la lésion intestinale. Malheureusement, les observations publiées jusqu'ici sont peu précises sur ce point. Très rarement le siège exact de la lésion intestinale a été précisé, plus rarement encore celui du caillot oblitérant. Toutefois de l'analyse des observations que nous avons étudiées nous pouvons déduire les quelques idées générales suivantes : il y a une corrélation plus étroite entre la lésion intestinale et le siège du caillot dans les infarctus à oblitération artérielle que dans ceux à oblitération veineuse. Pour une branche artérielle donnée oblitérée correspond à peu près exactemeut comme infarctus la portion d'intestin qu'elle est chargée d'irriguer : infarctus du cæcum et côlon ascendant avec oblitération de la colique droite supérieure (Piery et Dumas), infarctus de tout le grêle avec prédominance au cæcum et côlon ascendant avec caillot à l'origine de l'artère mésentérique supérieur et embolie dans la branche iléo-cæcale (Claisse et Abrami), infarctus de l'anse sigmoïde par athérome des artères sigmoïdes (Parmentier et Chabrol) (obs. 74), infarctus habituel de tout le grêle cæcum, côlon ascendant dans le cas d'oblitération de l'artère mésentérique supérieure à son origine : Harrington (obs. 19), Osler (obs. 25), Ames (obs. 30), Drozda (obs. 34), Sievers (obs. 40).

A côté de ces cas typiques, nous trouvons, il est vrai, d'autres cas où la corrélation est loin d'être aussi exacte. Ainsi Boinet (obs. 7) cite un cas d'infarctus hémorragique long de 0 m. 30 avec une oblitération totale de l'artère mésentérique supérieure par un caillot blanchâtre, de même dans les cas de Richardson (obs. 18), Mumford, Stieda (obs. 43), où quelques anses d'intestin seulement sont infarctées ou même seulement congestionnées, alors que l'artère mésentérique supérieure est oblitérée dès sa sortie de l'aorte avec souvent même des caillots se prolongeant dans ses branches principales.

Dans le cas d'oblitération veineuse la corrélation est encore bien moins marquée. Il est peut-être plus difficile, il est vrai, de trouver la lésion initiale, toutes les branches veineuses étant, lorsqu'on les examine sur la table d'autopsie, bourrées de caillots noirâtres, parmi lesquels il est assez malaisé de deviner le caillot initial. On peut dire cependant que l'infarctus intestinal est toujours bien moins étendu que les lésions veineuses. Une oblitération, par exemple, du tronc porte qui devrait amener l'infarctus de la totalité de la masse intestinale ne donne souvent qu'une lésion limitée à 30, 40, 50 centimètres d'intestin. Nous n'avons trouvé aucune observation d'infarctus total de l'intestin : grêle, et gros intestin dans les observations d'oblitération du tronc porte, et cependant nous avons trouvé des observations où le tronc porte était d'une façon non douteuse oblitéré primitivement aux autres veines.

Ce que les observations cliniques n'avaient pu nous donner, nous avons essayé de l'obtenir par des expériences sur des animaux. C'est le lapin qui nous a servi dans cette circonstance. Après anesthésie à l'alcool par ingestion intra-stomacale, d'après la méthode que nous a enseignée notre maître le professeur Turlais, nous avons fait les essais suivants :

A cinq lapins nous avons fait sur la mésentérique supérieure la ligature soit de ses deux premières collatérales gauches que nous voyons nettement irriguer la portion initiale du jéjunum sur une longueur de 0 m. 25 centimètres environ, soit d'une branche secondaire dont le territoire d'irrigation apparaissait visiblement. A la mort des sujets, survenue entre 14 et 18 heures après l'opération, nous avons toujours trouvé soit les 25 premiers centimètres, soit la partie d'intestin irriguée par l'artère, sur laquelle avait porté la ligature nettement infarctés; toutefois, la lésion semblait commencer un peu au-dessous de la limite supérieure normale d'irrigation des artères et se prolonger en bas un peu en deçà.

Sur 6 lapins on a pratiqué la ligature de la mésentérique supérieure à sa sortie de l'aorte. Le siège de la ligature fut toujours vérifié à l'autopsie. Jamais nous n'avons pu obtenir l'infarctus total du grêle et de la moitié du gros intestin comme cela aurait dû se produire s'il existait corrélation parfaite entre le siège de l'oblitération et l'étendue de la lésion intestinale. Toujours, dans ces cas, on obtint une congestion avec distension plus ou moins marquée de tout le grêle avec habituellement une zone de 1 m. à 1 m. 50 variable comme siège, nettement infarctée, dont les limites aux deux extrémités ne tranchaient pas nettement sur le reste de l'intestin, mais allaient en décroissant petit à petit.

Une fois, après de nombreux essais infructueux (cette petite opération est assez délicate), on a réussi à faire à la fois la ligature de l'artère mésentérique supérieure et celle de la mésentérique inférieure. Les lésions de congestion et de gangrène se sont montrées plus marquées et plus étendues sur le grêle que dans la ligature simple de la mésentérique supérieure. Le gros intestin, dans sa partie initiale, présentait aussi lui des traces d'infarctus commençant et une légère congestion sur tout le reste de son étendue : le lapin, il est vrai, mourut 5 heures après l'opération.

Sur d'autres lapins on fit la ligature des veines : soit du tronc porte, soit de la mésaraïque supérieure, soit d'une de ses branches. Trois fois après la ligature d'une branche secondaire l'animal survécut. Il fallait lier soit le tronc porte, soit une des veines principales : mésaraïque supérieure ou inférieure, pour obtenir sûrement un infarctus intestinal de siège variable, bien que la ligature ait lieu au même endroit et à limites toujours inférieures à celles du territoire d'irrigation de la veine. C'était bien aux mêmes résultats qu'était arrivé Litten.

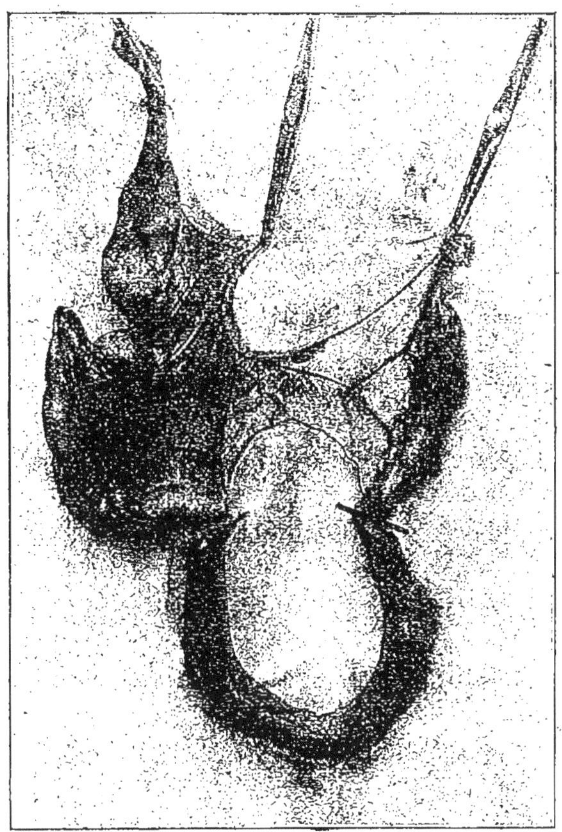

Fig. 1. — Désinsertion du mésentère (lapin) (0,15 cm.)

Enfin sur deux lapins on pratiqua, à l'exemple de Madelung et Ridygier, la désinsertion complète du mésentère au ras du bord intestinal : l'un sur une longueur de 8 cm., l'autre sur une longueur de 12 cm. Nous donnons la photographie de ce dernier (figure 1). On peut voir que les lésions sont bien limitées aux dimensions de la désinsertion mésentérique.

Nous n'insisterons pas sur l'aspect extérieur de l'anse. Il est toujours tel que nous l'avons décrit quand nous avons fait, au commencement de ce chapitre, un aperçu clinique de la lésion : anse noire, violacée, dure, comme empesée, très dilatée, donnant la sensation à la main qui la palpe d'une véritable tumeur. Ce que l'on observe chez l'homme, nous l'avons constamment retrouvé chez nos animaux opérés.

Le passage des parties infarctées aux parties saines est ordinairement assez net chez l'homme, alors qu'il va en décroissant chez les animaux. Cependant ce n'est pas une délimitation aussi brusque que celle que l'on observe dans les autres infarctus viscéraux : « Cela tient, dit Sauvé, à ce « que le viscère spécial dans lequel il siège est pourvu d'une « tunique musculaire, dont les contractions péristaltiques et « antipéristaltiques chassent le sang des parties infiltrées « vers les parties saines. »

Si, maintenant, on ouvre l'anse malade, on trouve des parois très épaissies, doublées au moins de volume, dures, infiltrées de sang, renfermant du sang noirâtre, goudronneux, mêlé à des matières fécales. La muqueuse est foncée, violacée, les valvules conniventes sont bourrées de sang et leur épithélium se laisse facilement détacher.

Enfin, ajoutons pour finir ces lésions intestinales que l'intestin en amont de la lésion est ordinairement très dilaté, alors qu'en aval il est plat et vide le plus souvent.

Correspondant à l'intestin malade, le mésentère dessine un triangle à base intestinale et à sommet postérieur remontant parfois jusqu'à l'insertion mésentérique, le long de la colonne vertébrale, comprenant ainsi un ou plusieurs de ces espaces que nous avons décrits en anatomie sous le nom de « lunettes intervasculaires de Monks ». Il est, aussi lui, dur, épaissi, lardacé. Toutes ses couches sont plus ou moins infiltrées de sang, soit en totalité, soit seulement ecchymotiques par places. On peut trouver entre ses deux feuillets des hématomes plus ou moins volumineux. Ces hématomes d'ailleurs se présentent avec des aspects variables selon qu'ils sont plus ou moins anciens. S'ils sont formés depuis peu, leur diagnostic n'est pas douteux, ce sont des caillots récents : leur consistance, leur couleur, leur aspect à la coupe ne laissent subsister aucun doute. Si au contraire la maladie évoluant déjà depuis un certain temps, ils ont eu le temps de se modifier, il ne reste alors que des tumeurs dures faisant songer à des ganglions altérés du mésentère. Dans un cas de Verchère cité dans la thèse de E. Bérard « Des hématomes du mésentère », en 1888, il y est dit : « Leur coupe rappelle absolument l'aspect d'un gan- « glion lymphatique ayant subi un léger degré de putréfac- « tion. » Cet aspect macroscopique pouvait faire penser à une adénite mésentérique. On fit faire l'examen histologique : on ne trouva nulle part trace de tissu adénoïde, mais les traces d'un processus hémorragique et inflammatoire : « En quelques endroits l'apparence de la coupe ressemblait « à celle d'un angiome. »

En palpant le mésentère, on sent des cordes tendues, rigides : ce sont les vaisseaux thrombosés qui roulent sous le doigt. A la coupe, les artères paraissent ordinairement vides, les veines sont gorgées de sang et laissent échapper de leur lumière les caillots sanguins allongés et semblables à autant de petits vers.

A côté de ces importantes lésions intestinales et mésentériques, le péritoine réagit ordinairement peu, peut-être, comme le dit Gallavardin, « cette atteinte relativement mi- « nime de la séreuse est due à la rapidité de la terminaison « fatale ». Le péritoine pariétal est ordinairement intact, sur le péritoine viscéral on trouve des traces de congestion. Il existe quelques exsudats fibrineux à la surface de l'anse malade, quelques adhérences épiploïques ici et là. Toutefois, si l'infarctus aboutit à la grangrène et à la perforation, on a alors les lésions classiques de la péritonite purulente, mais ce sont là des lésions très rares.

Le liquide abdominal est, ainsi que nous l'avons vu à notre description clinique, séreux, sanguinolent, peu abondant. Plusieurs cultures de ce liquide ont été faites (Codmann, Mitchell, C.-B. Porter) (obs. 52-24-77) et n'ont pas donné de résultat. C.-A. Porter trouva des bacilles inconnus.

C'est qu'en effet l'envahissement microbien des parois de l'intestin malade est relativement lent (Roussel, Posner).

Quelle est la marche, l'évolution des lésions de l'infarctus hémorragique? Ici encore, seules les expériences ont pu nous donner quelques résultats. Fédorowitch, cité dans un article de Tcherkowskaïa, décrit ainsi l'évolution des lésions : après ligature de l'artère mésentérique supérieure ou injection de paraffine à son point de fusion 42°, il y a d'abord « ré-« traction convulsive de l'intestin suivie presque aussitôt de « paralysie en même temps que débute la congestion des « parois intestinales. Enfin, dans une évolution plus éloi-« gnée, apparaissent des symptômes d'inflammation du pé-« ritoine ». Gallavardin signale surtout la pâleur des parois intestinales qui se produit tout d'abord aussitôt après la ligature de l'artère.

Les expériences faites par nous-même en suivant la méthode de Litten nous ont donné les résultats suivants :

Après avoir fait une ligature du tronc de la mésentère supérieure et refermé seulement le ventre de l'animal avec des pinces, nous avons noté ce qui suit :

Aussitôt la ligature faite, on remarque de vives contractions péristaltiques et antipéristaltiques de l'intestin. Cette « hyperexcitation » intestinale dure environ 10 minutes, puis va en diminuant pour faire place, au bout de 30 à 35 minutes, à une atonie presque complète de la paroi intestinale. En même temps que l'intestin se contracte ainsi violemment, ses parois sont exsangues, anémiées, puis bientôt, à mesure que les contractions cessent, la phase congestive s'installe. C'est le premier stade décrit par Roussel ou stade de congestion. C'est la même description donnée par Niederstein dans son article sur les troubles de la circulation du mésentère.

Au bout de 8 à 10 heures, l'infarctus typique intestinal est installé. Les parois sont dures, violacées, ainsi que le mésentère correspondant. C'est là le deuxième stade de Roussel ou phase de nécrobiose cellulaire.

Le troisième stade enfin, ou phase de gangrène de la muqueuse et sous-muqueuse, est celui que l'on observe ordinairement à l'ouverture de l'abdomen chez les sujets autopsiés. Roussel décrit ainsi la marche de cette lésion : « Au début, la muqueuse se recouvre de plaques minces, « jaunâtres, sous forme d'un exsudat friable se détachant « facilement, puis il se forme aux dépens des tissus clivés « par l'hémorragie de la sous-muqueuse de véritables « eschares jaunâtres superficielles et se détachant peu à « peu. »

A ces lésions macroscopiques correspondent les lésions histologiques suivantes : du côté de *l'intestin* on remarque, à un fort grossissement, que les différentes tuniques sont toutes plus ou moins atteintes avec prédominance à la muqueuse et sous-muqueuse. Du côté de la muqueuse on note une disparition presque totale du revêtement épithélial, quelquefois au fond des glandes intestinales quelques cellules épithéliales subsistent, les villosités sont à peine reconnaissables, gorgées de sang. Le tissu conjonctif sous-muqueux est distendu par l'œdème, la sous-muqueuse est infiltrée de sérosité. Des globules rouges plus ou moins altérés dissocient les faisceaux conjonctifs, dissocient également les fibres de la tunique musculaire, dont un grand nombre sont dégénérées. On peut même, dans cette tunique musculaire, découvrir de véritables lacs sanguins parfois visibles à l'œil nu. « La séreuse intestinale est envahie « par des fusées leucocytaires entre les lamelles fibrineuses « qui se sont formées à sa surface » (Mignon et Dopter).

A mesure qu'on s'éloigne du centre de l'infarctus, la phase congestive, l'infiltration sanguine diminuent petit à petit pour être remplacées par la phase œdémateuse, qui prédominera alors sur les limites de la lésion.

Les altérations du mésentère sont également des lésions d'infiltration sanguine. Le stroma fibro-adipeux est infarci de sang, les lymphatiques sont bourrés de leucocytes. A son intérieur on trouve les lésions des veines ou des artères : lésions nettes d'endophlébite oblitérante s'il s'agit des veines, d'endartérite oblitérante, s'il s'agit d'artères. Ordinairement les lésions portent sur les trois tuniques vasculaires avec prédominance toutefois sur les tuniques interne et externe. En plus de ces lésions des gros troncs mésentériques, il ne faut pas oublier de noter les lésions des petites artères des parois de l'intestin : lésions qui produisent ce que Lagane a si bien décrit sous le nom « d'artério-sclérose intestinale ». Les parois de ces artères sont épaissies, paraissent presque complètement anhistes. On ne trouve plus trace des différentes tuniques. La lumière est occupée par un bloc hyalin ou par des globules rouges englobés dans des masses fibrineuses en voie d'organisation.

Tout autour enfin de la paroi extérieure de ces artères, on peut voir une sorte de zone inflammatoire.

Contre ces lésions l'organisme va lutter et si l'individu, si l'animal a survécu à l'attaque, on constate plus tard un processus net de régénérescence. Frattin, Bolognesi l'ont mis en évidence dans leurs expériences. Jamais on ne note de « restitutio ad integrum », mais la guérison survient au prix d'une cicatrisation incontractile et inélastique. « La « régénérescence commence, dit Sauvé par le fond des glan- « des dont les cellules prolifèrent, elle aboutit à l'organi- « sation de travées conjonctives allant de la séreuse à la « sous-muqueuse. » La sténose intestinale, conclut-il avec Bolognesi, doit donc être considérée comme une complication possible de l'oblitération mésentérique.

A côté de ces lésions propres à l'infarctus intestinal, on trouve ordinairement en même temps des lésions d'autres organes. Nous nommerons simplement, sans nous y attarder : lésions du foie le plus souvent, s'il s'agit d'oblitération veineuse, cirrhoses, dégénérescence graisseuse, cancer ; lésions d'endocardite, de myocardite, d'aortite chronique, s'il s'agit d'oblitération artérielle. Très fréquemment alors dans ces cas on peut trouver en même temps l'oblitération d'autres artères : artère splénique, hépatique, humérale, sylvienne, etc.

Nous venons de décrire d'une façon générale les lésions que l'on observe dans l'infarctus intestinal, soit qu'il ait une origine artérielle ou une origine veineuse. Existe-t-il des différences sensibles permettant de distinguer à première vue une forme anatomique distincte pour chacun d'eux ? Nous ne le pensons pas. C'est aussi l'opinion de Mauclaire, Zésas, Sauvé, etc. Tout au plus note-t-on les quelques petites différences suivantes : l'infarctus par oblitération veineuse serait moins étendu que celui d'oblitération artérielle, ses lésions seraient moins marquées, moins intenses, sa ligne de démarcation d'après Zésas serait plus tranchée que dans l'oblitération artérielle, les lésions œdémateuses seraient beaucoup plus marquées. Ce sont là, on le voit, des différences vraiment peu sensibles. La seule, à notre avis, qui aurait quelque importance, différence que nous avons déjà signalée dans ce chapitre et que nos expériences semblent confirmer, serait que l'infarctus veineux aurait toujours des limites très inférieures à l'importance de la veine thrombosée, à l'inverse de l'infarctus artériel.

Avant de terminer ce chapitre, il nous reste un mot à dire de cet infarctus spécial décrit par Sprengel, « l'infarctus blanc anémique », qui résulterait d'une oblitération simultanée de l'artère et de la veine.

A l'inverse de ce que nous venons de voir pour les autres infarctus, il se présente sous un aspect tout différent. Ses parois sont minces, molles, blanchâtres, plus d'infiltration sanguine, plus de zone mésentérique lardacée, infiltrée, ce qui domine ici, c'est l'anémie, comme la congestion sanguine dominait dans les autres formes.

Une conséquence de cet état de choses est la gangrène très rapide des parois et la perforation. Nous verrons au chapitre suivant les différentes explications qui ont été successivement données pour cet infarctus. Contentons-nous ici de constater son existence anatomique, mais n'oublions pas qu'il ne se présente que dans des cas très rares (13 fois dans nos 184 observations).

Outre le cas personnel de Sprengel (obs. 72), nous trouvons les cas de Niederstein (obs. 73), qui nota cette lésion sur le cæcum d'une femme de 25 ans, de Neumann (obs. 8) chez une femme de 42 ans, le cas si intéressant de Leclerc et Cotte, où la fin de l'iléon « frappait par sa coloration blanc « jaunâtre rappelant tout à fait celle du mastic et par sa « minceur considérable » (obs. 68), etc., etc.

CHAPITRE V

PATHOGÉNIE

L'infarctus intestinal mérite une étude pathogénique approfondie. Contrairement, en effet, aux autres infarctus viscéraux qui se passent au milieu d'une intrication complexe de vaisseaux et de parenchyme (reins, rate, poumons), il se présente avec des conditions anatomiques on ne peut plus favorables à son étude. Dans l'intestin les vaisseaux restent très distincts du parenchyme viscéral, se prêtent avec une très grande facilité aux diverses expériences de ligature ou d'oblitération que le physiologiste veut bien leur faire subir. Enfin, comme le dit Gallavardin [1]: « l'infarctus, au « lieu de prendre naissance autour du vaisseau, se produit « à distance... et au lieu de se former dans un cône de « substance dont la base seule est visible, il évolue sur une « membrane mince, fine et étalée ».... « Il y a donc là des « dispositions éminemment favorables à l'éclaircissement « de certains points de la pathogénie des infarctus. »

Il y aura lieu dans ce chapitre de diviser plus nettement que partout ailleurs l'étude des infarctus en trois groupes distincts. « Les différences pathogéniques, dit Sauvé, sont « les seules différences importantes qui séparent les divers « infarctus intestinaux et on est forcé d'étudier séparément « les 3 variétés d'oblitération : artérielle, veineuse, à la fois « artérielle et veineuse. »

Infarctus par oblitération artérielle.

Conheim, considérant la richesse anatomique des anastomoses des artères mésentériques soit entre elles soit avec les systèmes artériels voisins, ne pouvait admettre l'existence de l'infarctus intestinal. Il semble à première vue, en effet, qu'un infarctus soit impossible en cette région, si l'on s'en tient seulement, comme le faisait Conheim, au simple examen anatomique. Mais il faut encore se demander quel est, au point de vue physiologique, au point de vue fonctionnel la valeur de ces anastomoses. Autrement dit, l'artère mésentérique supérieure est-elle anatomiquement une artère anastomotique, mais physiologiquement une artère terminale? Si oui on ne pourra s'étonner de l'existence de l'infarctus intestinal. Examinons donc, d'après les diverses expériences auxquelles se sont livrés les auteurs, quelle est la valeur de cette assertion?

Pour Litten le caractère terminal de cette artère est nettement démontré :

La ligature définitive du tronc de la mésentère supérieure amène constamment la mort de l'animal en 24 ou 48 heures avec infarctus total de tout l'intestin grêle. Si, une fois lié le tronc de cette artère, on sectionne quelques-unes de ses branches à l'intérieur du mésentère, il ne s'écoule pas de sang. L'injection d'une solution d'indigo dans la veine jugulaire colore tout le corps en bleu, sauf la partie d'intestin correspondante. Enfin une émulsion de gouttelettes de cire colorée introduite dans la lumière des artères reste stagnante.

Si, au lieu de lier le tronc, on se contente de lier seulement une des branches principales, on obtient alors un infarctus intestinal correspondant au territoire d'irrigation de cette artère.

Litten fit encore la ligature de la mésentérique supérieure non plus cette fois à sa sortie de l'aorte, mais au-dessous du départ des premières branches principales ; il observa les mêmes lésions, mais la partie supérieure de l'intestin resta intacte.

Il en concluait donc, après avoir renouvelé plusieurs fois ces mêmes expériences, que l'artère mésentérique supérieure était anatomiquement une artère anastomotique mais fonctionnellement une artère terminale. Cette conclusion, ces expériences ont été adoptées, confirmées par la plupart des auteurs qui ont suivi. Zésas, Gallavardin, Mauclaire et Jacoulet, Sauvé, Jackson, Porter et Quinby, etc., adoptent entièrement les vues de Litten.

Restait à préciser dans quelle mesure les petites branches terminales de l'artère mésentérique pouvaient par leur oblitération déterminer l'infarctus. Madelung s'occupa surtout de cette question. Après avoir répété les expériences de Litten et les avoir confirmées, il fit sur des lapins des désinsertions du mésentère. Il coupait ras le bord intestinal des longueurs variables de mésentère. Il constata que lorsque sa désinsertion atteignait 10 à 15 cm. continuellement le morceau d'intestin correspondant soit qu'il s'agisse de l'intestin grêle ou du gros intestin était infarcté. Dans un cas même où l'animal survécut assez longtemps, il y eut rupture de l'intestin. Rydigier, après la publication des expériences de Madelung, les reprit sur des lapins et des chiens et arriva aux mêmes constatations. Même sur des longueurs de 4 et 5 cm. de désinsertion, l'intestin se gangrénait.

Tansini et après lui Zésas constatèrent les mêmes phénomènes en procédant à des expériences sur l'homme. Ils firent après désinsertion mésentérique sur une partie de l'intestin d'un cadavre des injections colorées : tout l'intestin se colorait, sauf la portion dépourvue de son mésentère.

Cependant, à côté de ces opinions affirmant nettement le caractère terminal de l'artère mésentérique supérieure, d'autres idées se font jour. Dès 1898, Bégouin prétend que la crainte de la ligature des branches mésentériques était loin d'être justifiée. Il suffit de respecter l'arcade anastomotique que nous avons décrite au chapitre de l'anatomie sous le nom de « vaisseau parallèle de Dwigt » et la ligature d'une branche primaire ou secondaire importante de l'artère mésentérique supérieure n'amène ni troubles de circulation, ni gangrène au niveau de l'intestin correspondant. Une circulation collatérale importante s'effectuerait donc par ce vaisseau parallèle.

Plus tard, en 1909, Bolognesi, à la suite de nombreuses expériences, déclarait que la ligature d'une artère mésentérique au même endroit, à égale distance du bord intestinal, sur des sujets apparemment identiques, donnait des résultats inconstants. « Je ferai remarquer, dit-il, que je n'ai « jamais obtenu de résultats constants pour aucune série « d'expériences. » Tantôt il se produisait un infarctus, tantôt l'animal survivait à l'opération et ne présentait à l'autopsie faite quelques semaines plus tard aucun changement dans les organes.

Intéressantes aussi sont les expériences de Longcope et Clintoch publiées dans « Archiv. of Internal Médic. » d'octobre 1910.

Ils firent des essais sur 16 chiens pour étudier l'effet de la constriction permanente des artères mésentériques. Ils placèrent des liens d'aluminium d'Halsted sur l'artère mésentérique supérieure ou à la fois sur la mésentérique et le tronc cœliaque. Mais remarquons bien ceci : Ils se contentèrent de réduire le calibre des vaisseaux pour reproduire des lésions se rapprochant autant que possible de celles de l'artério-sclérose. Ils obtinrent les résultats suivants :

Dans la première semaine, deux chiens moururent de pneumonie et 5 d'infarctus par thrombose des artères.

Deux moururent, la deuxième semaine, de pneumonie et phlegmon de l'estomac, sept survécurent et furent autopsiés quelques mois plus tard.

Le premier de ces 7 chiens avait eu une ligature portant sur la mésentérique supérieure seule. Tué 5 mois 1/2 après, la mésentérique supérieure était extrêmement réduite ; les organes étaient normaux.

Le deuxième chien ne put être autopsié, il s'enfuit 5 mois après en apparence de bonne santé.

Le troisième chien, qui avait eu lui aussi une ligature de la mésentérique supérieure seule, fut tué quatre mois après. L'artère mésentérique supérieure était réduite à l'état de « corde fibreuse », mais les organes étaient normaux.

Il en fut de même pour le 4e. A celui-ci on fit une injection de bleu de méthylène par la fémorale et le petit intestin fut teinté avant l'estomac.

Plus intéressants encore furent les trois derniers chiens. Ils eurent en effet en même temps : ligature du tronc cæliaque et de la mésentérique supérieure. Tués trois ou quatre mois après, ils montrèrent des vaisseaux à lumière très diminuée, ou qui se présentèrent même réduits à l'état de véritables cordes fibreuses ; leurs organes abdominaux étaient normaux.

Quelques semaines plus tard, en décembre 1910, Souligoux et Lagane font paraître dans les « Comptes rendus « hebdomadaires de la Société de Biologie » une note où ils disent : « A l'encontre des conclusions de Litten, pour qui « l'artère mésentérique supérieure est anatomiquement anas- « tomotique et fonctionnellement terminale, il nous a sem-

« blé que normalement le territoire de cette artère pouvait « assez facilement bénéficier d'une circulation de secours. »

Ils ajoutent encore qu'à la suite de « l'oblitération par « ligature ou embolie du tronc de la mésentérique supé- « rieure la production de lésions intestinales graves n'est « pas la règle... il en est de même à la suite de l'oblitéra- « tion des moyennes branches ».

Enfin ils nient que la ligature de pédicules vasculaires de l'intestin sur « une longueur de o, 35 cm. et à 3 cm. du « bord intestinal entraîne des lésions graves, sauf pour la « fin de l'iléon ».

Ils admettent toutefois que la désinsertion du mésentère sur une longueur de 7 à 10 cm. amène l'infarctus.

Nous voilà donc en présence de deux groupes d'idées, d'expériences absolument opposées à première vue. Que devons-nous donc penser? Avant de tirer une conclusion de tous ces faits, nous avons voulu procéder nous-même à quelques expériences, et nous donnerons ici les résultats obtenus.

C'est le lapin et le chien qui nous ont servi comme sujets d'expériences.

LIGATURES DE LA MÉSENTÉRIQUE SUPÉRIEURE

Sur 6 lapins on fit la ligature de la mésentérique supérieure, juste à sa sortie de l'aorte. Jamais, comme nous le disions au chapitre d'anatomie pathologique, nous n'avons pu obtenir d'infarctus total de tout le territoire de cette artère. Voici dans leurs détails les lésions que nous avons observées :

Lapin I. — Ligature de la mésentérique supérieure à 1 cm. de sa sortie de l'aorte. Mort 7 heures 1/2 après l'opération. A l'ouverture du ventre : les 50 premiers centimètres du grêle, duodénum et partie initiale du jéjunum sont normaux. A partir de cet endroit, le grêle commence à se congestionner pour atteindre 0,60 cm. plus bas son maximum de lésions. On aperçoit alors une anse infarctée, noire, distendue. La lésion s'étend sur une longueur de 1 m. 60, puis la zone infarctée fait place peu à peu à une zone de congestion qui va en diminuant jusqu'à la fin du grêle. Aucune lésion apparente du gros intestin.

Lapin II. — Même ligature. Mort 9 heures après.

Mêmes lésions que précédemment. Longueur de la zone infarctée 2 mètres. Elle commence à 0, 50 du pylore.

Lapin III. — Ligature faite immédiatement à la naissance de la mésentérique supérieure. Mort 18 heures après. Duodénum normal, à 0 m. 40 du pylore commence la zone de congestion et de distension intestinale. A 0 m. 80 du pylore : anse infarctée de 2 m. 50. Lésions de congestion très marquée sur le reste du grêle. Rien au gros intestin.

Lapin IV, V et *VII.* — Ligatures faites à la naissance ou à 1 cm. environ de la naissance de la mésentérique supérieure. Mort variant entre 12 et 20 heures après l'opération. Mêmes lésions que précédemment sur le grêle, dont l'anse infarctée varie comme longueur entre 1 m. 80 et 2 m. à environ 0,70 du pylore.

Lapin VI. — Ce lapin présenta les lésions les plus étendues. Ligature de la mésentérique supérieure à sa sortie de l'aorte. Pendant cette manœuvre, il y eut rupture et ligature d'une des petites artères entourant l'estomac. On ne put préciser laquelle. Ce lapin mourut 10 heures après l'opération : zone de congestion commençant à 0,25 du pylore et faisant presque immédiatement place à l'infarctus qui s'étend sur la plus grande partie du grêle. Les derniers centimètres du grêle sont très congestionnés, ainsi que le cæcum.

LIGATURES DE BRANCHES DE LA MÉSENTÉRIQUE SUPÉRIEURE

Nous avons relaté dans notre précédent chapitre les résultats de la ligature des deux premières branches collatérales de la mésentérique supérieure; infarctus des 25 premiers centimètres du jéjunum irrigués par ces artères ; avec cependant une tendance pour les lésions à s'étendre un peu plus en aval qu'en amont.

Sur un autre lapin on fit la ligature d'une branche principale de la mésentérique supérieure, irriguant l'intestin grêle à environ 1 m. 50 du pylore : l'anse de grêle correspondant à l'artère est infarctée sur une longueur de 0,30 cm. Le lapin mourut 19 heures après l'opération.

Ces ligatures de branches de la mésentérique supérieure furent répétées sur 10 lapins en des endroits différents, toujours au-dessus des arcades anastomiques. Constamment nous avons obtenu un infarctus à peu près correspondant au territoire d'irrigation de l'artère liée.

Sur deux lapins on se contenta de lier une petite branche artérielle longeant le bord intestinal, les deux lapins survécurent et nous servirent plus tard à d'autres expériences.

Sur un chien, la ligature d'une petite branche artérielle a environ 10 centimètres du bord intestinal, branche paraissant irriguer environ 0 m. 15 d'intestin, n'amena aucun trouble chez l'animal. Le même sujet reservit une seconde fois. On pratiqua sur lui la ligature de trois petites branches artérielles semblables à la première et se succédant. Les résultats furent encore négatifs.

Il fallut faire sur un autre chien la ligature de 5 branches successives pour obtenir un infarctus intestinal. Le chien ainsi opéré mourut au bout de 25 heures.

Enfin sur deux lapins, ainsi que nous l'avons dit plus haut, on fit la désinsertion du mésentère ras le bord intestinal et on obtint alors un infarctus nettement correspondant à la zone désinsérée.

Quelles conclusions tirer de toutes ces séries d'idées, d'expériences ?

Faut-il avec Litten considérer l'artère mésentérique supérieure comme une artère nettement terminale? Faut-il au contraire, avec Souligoux et Lagane, la considérer comme une artère anastomotique au point de vue anatomique et physiologique ? On ne peut à notre sens se ranger exclusivement à l'avis de l'un ou de l'autre. Sans doute, l'artère mésentérique supérieure n'est pas, comme le voulait Litten, une artère nettement terminale.

Il est évident que l'on peut observer parfois une circulation collatérale. Les expériences de Longcope et Clintoch le démontrent nettement. L'artère mésentérique supérieure réduite à l'état de « corde fibreuse » est cependant admirablement suppléée puisque les animaux tués 4 à 5 mois après ne présentent rien d'anormal. Les expériences de Begouin, de Bolognesi montrent qu'en opérant de certaine façon, en particulier en respectant les grandes arcades anastomotiques, on peut arriver à obtenir une circulation collatérale suffisante. Nos expériences personnelles enfin montrent bien : 1° qu'il existe toujours une circulation collatérale en amont et en aval de la zone infarctée, puisque jamais on ne put obtenir l'infarctus total du territoire d'irrigation de la mésentérique supérieure après ligature du tronc de cette dernière ; 2° que la ligature d'une ou plusieurs petites branches artérielles, au-dessous des arcades anastomotiques, peut facilement être suppléée sans amener de troubles circulatoires quelconques.

Il n'y a donc pas à nier l'existence d'une circulation collatérale. Mais pratiquement que vaut cette circulation ? Est-elle toujours en état de pouvoir se produire ? En un mot peut-on lui accorder une réelle valeur ? Nous ne le pensons pas. D'abord elle n'est pas suffisante. Si, grâce aux anastomoses avec les gastro-duodénales d'une part, avec la mésentérique inférieure d'autre part, les parties supérieures et inférieures de l'intestin peuvent rester intactes, il n'en est pas moins vrai que jamais, en cas d'oblitération du tronc de la mésentérique supérieure, cette circulation collatérale ne peut arriver à une suppléance suffisante pour le reste de l'intestin. Les expériences le démontrent nettement. On objectera peut-être que, chez les chiens de Longcope et Clintoch, la mésentérique supérieure et le tronc cæliaque ont pu être réduits à l'état de cordes fibreuses sans dommage pour les organes abdominaux. Mais n'oublions pas que ces auteurs firent, non pas une ligature obturant ces vaisseaux, mais un simple resserrement de ces derniers.

Ainsi l'occlusion de la lumière de ces artères se fit peu à peu donnant ainsi tout le temps à la circulation collatérale de s'établir. C'est même là, croyons-nous, une des meilleures preuves pour considérer pratiquement l'artère mésentérique supérieure comme une artère terminale. C'est en effet à la suite de l'obstruction subite de la lumière de ce vaisseau que se produit ordinairement l'infarctus. La circulation collatérale est alors appelée tout d'un coup à suppléer la voie principale et c'est alors qu'elle va se trouver au-dessous de sa tâche. La situation ressemble, si l'on veut me permettre la comparaison, à celle d'une foule enfermée dans un théâtre dont on aurait brusquement, au moment d'une panique, fermé la porte de sortie, et qui ne laisserait d'autres issues que ses portes de secours. Il y aura poussée formidable contre ces dernières qui seront bientôt obstruées et devront laisser à l'intérieur le plus grand nombre des spectateurs.

Evidemment, si l'occlusion se produit petit, à petit les collatérales pourront arriver à se développer suffisamment pour assurer la circulation. C'est ainsi d'ailleurs que certains auteurs ont pu expliquer des cas de guérisons spontanées. C'est ce qui fait comprendre le cas curieux de John Chiene publié en 1868 : il s'agissait d'une dissection chez une femme de 65 ans. On fit une injection par la fémorale et toutes les branches et tout le territoire des artères mésentériques et cæliaques furent injectées. Cependant on constata une oblitération complète des deux mésentériques et du tronc cæliaque, mais les hémorroïdales supérieures étaient aussi larges que des fémorales, les coliques gauches et moyennes étaient doubles de leur volume normal. Enfin le plexus artériel extra et rétro-péritonéal de Turner était très dilaté.

Mais encore une fois ce sont là des cas très exceptionnels et presque toujours c'est à une oblitération subite que doit parer la circulation collatérale.

Ajoutons à cela que le plus souvent l'embolus, le thrombus arrivent dans des artères déjà touchées dans leur structure, artères à qui l'artério-sclérose a enlevé élasticité et contractilité. Quoi d'étonnant alors qu'une circulation collatérale suffisante ne se produise pas ? D'ailleurs, lorsque Souligoux et Lagane contredisaient les opinions de Litten, ils avaient bien soin de faire remarquer qu'ils éliminaient « les cas où l'ensemble du système vasculaire de l'intestin « n'était pas complètement sain ». Or, c'est là malheureusement ce qui a ordinairement lieu dans l'infarctus intestinal.

Pratiquement donc, au moins, il faut considérer l'artère mésentérique supérieure comme une artère terminale. Mais alors comment expliquer la contradiction entre le caractère anatomiquement anastomotique de cette artère et physiologiquement, pratiquement terminal? C'est encore Litten qui s'est appliqué à résoudre ce problème. Il a montré que des injections poussées par la fémorale ou par une autre branche artérielle ne pouvaient pénétrer à la pression normale du sang dans le territoire mésentérique après ligature de l'artère. Il fallait élever la pression jusqu'à 300 mm. de Hg pour arriver à voir passer l'injection. Zésas recommença cette expérience ; il lia la mésentérique supérieure et par une canule introduite dans la carotide gauche il fit une injection d'indigo avec un appareil à pression à Hg et nota qu'à la pression normale de l'aorte (125 à 130 mm. Hg) tout le corps, sauf l'intestin à l'exception du duodénum et du rectum, se colorait en bleu. A 300 mm. Hg l'injection commença à pénétrer dans les artères intestinales sans remplir les petites branches même à 350 mm. Il y a donc fatalement anémie dans le territoire artériel oblitéré.

Dans toute cette étude, nous n'avons parlé que de la mésentérique supérieure. C'est qu'en effet la mésentérique inférieure ne présente que très rarement, nous l'avons vu, des infarctus dans son territoire. Grâce à l'hémorroïdale supérieure elle peut bénéficier assez facilement d'une circulation collatérale. Oréchia et Chiarella, cités par Zésas, firent deux fois sa ligature à deux chiens : l'un mourut de péritonite au bout de quatre jours, l'autre survécut. Néanmoins son oblitération a pu amener quelquefois des lésions intestinales correspondantes. Le mécanisme est alors le même que pour l'oblitération de la mésentérique supérieure.

Tout est donc prêt pour l'infarctus intestinal, puisque notre artère mésentérique se comporte comme une artère terminale. Mais comment expliquer l'infarcissement hémorragique des parois intestinales? Bien des théories ont été émises à ce sujet.

Tout d'abord celle de Virchow ou théorie de la fluxion collatérale des artères : le réseau vasculaire privé du sang de son artère afférente se remplit de celui qu'amènent les collatérales. Mais alors on devrait trouver les lésions maxima à la périphérie du territoire : il n'en est rien.

Ranvier et Duguet admettent que l'embolie détermine une artérite amenant avec la pression, en amont de l'obstacle, la rupture des tuniques interne et moyenne ; il se produit alors une infiltration de sang dans la gaine adventice de l'artère jusqu'au sein des tissus irrigués par elle. Mais alors, ainsi que le dit Sauvé, pourquoi l'hémorragie ne se fait-elle que dans le territoire de l'artère ?

La théorie de Litten est aujourd'hui admise par la plupart, elle a le mérite d'avoir été établie sur des expériences permettant de suivre pas à pas la marche de l'infarctus.

Tout d'abord, par suite de l'arrêt de la circulation dans l'artère oblitérée, il y a ischémie de la portion d'intestin correspondante. Les capillaires n'ayant plus d'apport oxygéné, les tissus étant mal nourris vont se détériorer. Si l'on songe que les capillaires sont formés d'un simple endothélium, on ne sera pas surpris qu'une ischémie, même passagère, y détermine des lésions irréparables. Voilà un premier fait acquis : il y a détérioration des capillaires et des tissus par l'ischémie artérielle suivant immédiatement la ligature. Mais bientôt un deuxième phénomène va se produire : la colonne veineuse verticale : mésaraïque, porte et cave, va exercer au niveau des veinules du mésentère une pression qui va aller continuellement en augmentant puisqu'elle n'est plus compensée par la poussée artérielle. Le sang va refluer des veines dans les capillaires. Ceux-ci, nous l'avons vu, ont déjà à cet instant subi des altérations profondes, à un moment donné, la pression augmentant toujours, les parois capillaires éclatent, se laissent effondrer et l'infiltration commence.

Ainsi sont créées les ecchymoses sous-péritonéales et mésentériques, les hémorragies interstitielles de la sous-muqueuse et cette congestion générale des tuniques intestinales.

A cela ajoutons la septicité toute spéciale du milieu dans lequel se produit l'infarctus. Les tissus mal nourris de la paroi intestinale infarctée, l'évolution des processus nécrotiques offrent une résistance très diminuée à la pénétration des microbes et à l'action de leurs toxines, et ces derniers, s'ajoutant aux processus mécaniques que nous venons de voir, iront déterminer des lésions de péritonite adhésive.

Tcherkovskaïa, en 1911, émettait des idées semblables basées sur les expériences de Marek, Niederstein et Fedorowitch. Il dit en effet : « Le processus de la formation d'un « infarctus hémorragique est basé sur des lois mécaniques « et découle des facteurs suivants : 1° insuffisance des col- « latérales considérables par elles-mêmes mais insuffisantes « pour un segment aussi vaste que l'intestin ; 2° pression « positive dans les veines par rapport avec le faible afflux « sanguin dans les artères ; 3° modifications des parois vas- « culaires notées par Conheim. »

Infarctus hémorragique par oblitération veineuse.

L'oblitération veineuse amène la stase sanguine, l'œdème, mais en règle générale ne produit aucune hémorragie. Considérons, par exemple, la phlébite du tronc veineux tibio-péronier. La jambe enflera, la circulation veineuse superficielle se développera, mais de là à l'éclatement capillaire, à l'hémorragie, il y a loin et c'est dans des cas très exceptionnels que ce phénomène a pu être noté.

Aussi Sauvé avait-il pu écrire en 1905 que les enterrorragies abondantes ne pouvaient être de cause veineuse. Or il n'est pas douteux aujourd'hui que l'oblitération des veines mésentériques peut produire l'infarctus hémorragique de l'intestin tout comme l'oblitération artérielle. C'est une vérité vérifiée à la fois et par la clinique et par l'expérimentation et que plus tard Sauvé lui-même, en 1910, reconnaissait « d'autant plus qu'il l'avait nié jadis ».

D'ailleurs il ne faudrait pas croire que ce soit là un phénomène absolument spécial à l'intestin. Nous allons, pour la commodité de notre description, rappeler brièvement les expériences de Lapointe sur la torsion du cordon spermatique produisant l'infarctus hémorragique du testicule et montrer que la loi établie par Lapointe peut s'appliquer dans tous ses détails à l'infarctus intestinal.

En 1904, Lapointe fait la torsion du cordon spermatique. Il amène ainsi une occlusion des veines, alors que les artères restent perméables et continuent à amener le sang. De ses expériences il conclut : « Lorsqu'il ne se trouve pas de « circulation veineuse collatérale suffisante, le sang qui « stagne produit un engorgement du sang à tension pro- « gressive qui forme bientôt une barrière infranchissa- « ble au sang des capillaires. Les artères correspondantes « continuent à amener du sang : il distend les capillaires, « stagne à son tour, altère les parois vasculaires, et l'infarc- « tus se constitue ». — De là il formula la loi suivante : « La fluxion artérielle produit l'infarctus hémorragique dans « un territoire ou dans un organe atteint de stase veineuse. »

Cette loi nous la trouvons vérifiée dans tous les organes à pédicules tordus : kystes, salpingites kystiques, à l'intérieur desquels on voit assez fréquemment se produire un épanchement hémorragique à la suite d'une torsion pédiculaire.

Comment peut-il en être de même pour l'intestin ? Il semble à première vue qu'une oblitération veineuse puisse être facilement compensée par des collatérales. Nous avons vu, au chapitre de l'anatomie, les anastomoses intra-pariétales et les arcades anastomotiques former un ensemble très riche pour assurer une circulation secondaire suffisante. Et cependant ici comme pour les artères il ne faut pas seulement s'en tenir au simple examen anatomique.

Déjà, en 1898, Nothnagel et Mikulicz montraient que l'oblitération des veines mésentériques produisait l'infarctus intestinal.

Bégouin démontra que si l'on interrompt sur 0, 05 cm. la ligne des anses anastomotiques parallèles à l'intestin, ou si, la laissant persister, elle doit seule pourvoir à la circulation de 0, 30 cm. d'intestin, on observe un infarctus intestinal. D'où conclusion : que les vaisseaux intra-pariétaux sont une voie dérivative non suffisante pour 0, 05 cm. d'intestin et les arcades pour 0, 30 cm.

La ligature du tronc porte exécutée par Litten et suivie d'une injection d'indigo par la jugulaire fit voir une coloration de tout le corps à l'exception de l'intestin.

La ligature de la veine mésaraïque supérieure à son origine amène toujours chez Litten un infarctus total de l'intestin grêle. Plus tard Wilms fit des expériences sur le lapin et obtint constamment un infarctus hémorragique atteignant une grande partie de l'intestin grêle par la ligature de la veine mésaraïque supérieure à son origine.

Nous-mêmes, dans quelques expériences faites sur les veines de lapins, avons eu : trois fois une survie sans lésions intestinales avec ligatures de branches principales de la mésaraïque supérieure et les autres fois un infarctus intestinal restreint avec ligature du tronc porte ou de l'origine de la mésaraïque supérieure.

Cependant Roussel admet que l'oblitération de la partie supérieure du tronc porte avec intégrité des racines inférieures ne produit pas d'infarctus, mais évolue comme une pyléphlébite. Il cite à l'appui de sa thèse un cas de Letulle, où une thrombose du tronc de la veine mésaraïque n'amena pas de lésions intestinales et également les deux cas de Mayo-Robson et Wilms, qui firent à la suite d'accidents la ligature de la mésaraïque supérieure et eurent une guérison sans incident.

De son côté, Gallavardin prétend qu'il n'a pu trouver une seule observation d'infarctus intestinal avec oblitération limitée du tronc porte, sans participation thrombosique des veines du mésentère.

Il y a là une contradiction assez flagrante entre les données expérimentales et la clinique, sans qu'on ait pu trouver encore des éclaircissements bien nets.

Aussi nous diviserons, avec Gallavardin, Mauclaire et Jacoulet, la pathogénie de l'infarctus par oblitération veineuse en deux parties : l'infarctus par oblitération du tronc dela veine mésaraïque supérieure et l'infarctus par oblitération du tronc et des racines de la veine mésaraïque. Voyons dans ces deux cas comment se vérifie la loi de Lapointe.

Si nous avons seulement obstruction du tronc porte sans participation des veines secondaires, il se produit bien une stase veineuse : la fluxion artérielle remplit peu à peu les arcades anastomotiques.

Cependant, dans ce cas, nous n'aurons pas d'infarctus. Pourquoi ? C'est que la masse de sang se trouvera répartie sur une très grande surface. En haut, évidemment, la route est barrée, mais le sang accumulé dans les arcades anastomotiques va être poussé par la vis à tergo qu'incessamment fournissent les ondées artérielles, et il pourra alors, difficilement c'est certain, mais il le pourra, s'échapper par les anastomoses des veines mésentériques avec les veines pariétales, hémorroïdales, gastro-duodénales, que, dans ce cas, on verra toujours très dilatées. Puis, grâce aux veines portes accessoires, et surtout au groupe parombilical, le sang gagnera le foie. C'était cette circulation de secours qui avait donné l'idée de l'opération de l'omentopexie. Cette circulation évidemment sera difficile, les veines seront grosses, turgescentes, une transsudation séreuse se produira au niveau de la paroi intestinale, soit sur la face muqueuse : d'où diarrhée souvent observée dans les cas de cirrhoses ; soit sur la face séreuse : d'où ascite. Mais la dangereuse complication de l'infarctus intestinal sera évitée.

Mais si, maintenant, à cette occlusion porte, s'ajoute une occlusion des racines de la veine mésentérique supérieure, la voie collatérale formée par les arcades anastomotiques est supprimée, il ne reste plus au sang pour s'échapper que les veinules situées à l'intérieur même des parois de l'intestin, que nous avons décrites en anatomie sous le nom de réseau sous-muqueux. Ce seront là, on le voit, des anastomoses fort insuffisantes, et la stase veineuse alors sera réelle. Pendant ce temps, les artères continuent toujours à amener du sang. Comme le fait très bien remarquer Gallavardin, dans les parties supérieures ou inférieures de l'intestin, près du duodénum ou près du rectum, le déversement sera relativement facile : les anastomoses avec les autres parties du système veineux sont là tout près. Aussi très rarement verrons-nous un infarctus de ces parties de l'intestin. Mais il n'en sera plus de même à mesure que l'on s'éloignera de ces extrémités. La circulation deviendra de plus en plus difficile. Si la veine mésaraïque oblitérée est près de la partie médiane du jéjuno-iléon, la difficulté atteindra alors son maximum. Que va-t-il se passer alors ? Pour commencer, les veines vont se distendre au maximum produisant la première phase ou phase de congestion. C'est cette phase que nous allons voir tout d'abord aux deux extrémités de l'intestin faisant suite aux parties saines de ce dernier. Elle traduit les premiers troubles de la circulation. A cette distension des veines fait suite une transsudation séreuse caractérisant la zone d'œdème que nous voyons aux limites de l'infarctus, là où n'a pas eu le temps de se produire encore le troisième phénomène : celui des ruptures vasculaires, qui, elles alors, amèneront l'infarctus, l'infarcissement hémorragique des tuniques. Cette division de l'explication pathogénique de l'infarctus veineux n'est pas seulement commode, mais elle répond encore très souvent à l'ordre chronologique des faits. Il y a d'abord oblitération portale avec sa symptomatologie habituelle, œdème, diarrhée, ascite, etc. ; puis tout à coup l'oblitération d'une racine mésentérique se produit et alors éclatent les symptômes de l'infarctus intestinal. Il est alors facile de vérifier à l'autopsie l'âge différent des deux coagulations intraveineuses.

Nous n'avons jusqu'ici pour expliquer l'infarctus veineux eu recours qu'à des théories mécaniques; notre étude serait loin d'être complète si nous ne faisions pas intervenir un troisième facteur : l'infection. Ici comme pour l'oblitération artérielle, plus peut-être encore, elle joue un rôle primordial. Nous avons vu à l'étiologie qu'elle était à la tête de toutes les causes d'infarctus par oblitération veineuse. Les microbes, en effet, pullulent, dans l'intestin. Par suite des troubles circulatoires qui se produisent dans ce dernier, la résistance de ses parois, de ses vaisseaux, va se trouver très diminuée. Les microbes, Posner et Rindone l'ont montré, vont alors pouvoir traverser facilement la muqueuse tuméfiée. Ils agiront sur les vaisseaux pariétaux, sur les capillaires,les rendant encore plus inaptes à résister à la stase sanguine. Leur action viendra ainsi s'ajouter à celle des causes mécaniques. « A la nécrobiose cellulaire préparée et

« commencée par la mauvaise circulation, s'ajoutera la « nécrose produite par les microorganismes intestinaux et « leurs toxines. » (Mauclaire et Jacoulet.)

Infarctus blanc anémique.

Nous avons décrit en anatomie pathologique la gangrène anémique de l'intestin. Sprengel y voit le résultat d'une oblitération à la fois artérielle et veineuse des vaisseaux mésentériques correspondants. Il base son opinion sur les constatations faites, à l'autopsie de son malade, où il trouva un amincissement notable des parois de l'intestin sans infarctus hémorragique. Il s'appuie aussi sur un malade de Niederstein où la coloration blanchâtre du cæcum contrastait avec l'épaississement œdémateux et la coloration violacée de l'intestin grêle.

Une telle idée est très séduisante. Malheureusement ni les expériences ni la clinique ne viennent la confirmer.

Expérimentalement, on n'a pu produire par la ligature simultanée des veines et des artères la lésion décrite par Sprengel. Toujours, dans ces cas, on a obtenu un infarctus rapide et intense. Blessig le démontre dans toute une série de cas. Nous-même avons plusieurs fois, sur des chiens et lapins, pratiqué la ligature simultanée des veines et des artères d'un secteur mésentérique, sans jamais obtenir autre chose qu'un infarctus type très rapide.

Une fois, cependant, sur un chien où nous fîmes la ligature en masse de 5 pédicules artério-veineux du mésentère près du bord intestinal on obtint non pas un infarctus blanc, mais un infarctus? (hémorragique), dont les parois intestinales étaient très amincies, gangrenées et même en un point près de se rompre.

La clinique elle-même ne semble pas favorable à cette théorie. Nous avons réuni 13 cas dans nos observations d'infarctus par oblitération artérielle et veineuse, entre autres ceux de Sprengel (obs. 72), Deckart, Niederstein (obs. 73), Oppolzers, Taylor (obs. 71), Patel, etc.; aucun, sauf celui de Sprengel, ne nous a fait voir les lésions décrites par ce dernier. Même Sprengel n'était pas sûr pour son cas que les artères et les veines soient thrombosées.

Talke cite des cas d'oblitération simultanée de l'artère et de la veine où, au lieu de gangrène anémique, on trouva de l'infarctus hémorragique.

Bien plus Neumann cite un cas d'infarctus blanc anémique, « dont la teinte livide tranchait sur l'aspect des autres « anses intestinales beaucoup plus colorées » (obs. 8), avec une oblitération de l'artère mésentérique supérieure seule. Il en était de même pour un cas de Grawitz.

Personnellement, nous nous rappelons une opérée de notre maître le Dr Tesson, qui étant morte après une résection d'intestin pour néoplasme de la partie terminale de l'iléon montra à l'autopsie une gangrène blanche très nette du cæcum : l'artère iléo-cæcale avait été coupée pendant la résection.

Enfin ne devrait-on pas trouver l'infarctus blanc anémique dans les cas de désinsertion du mésentère, tout le long du bord intestinal? Nous avons vu que, dans les expériences de ce genre, on nota toujours un infarctus hémorragique très prononcé (voir figure 1).

Tel n'est pas, il est vrai, l'avis de Leclerc et Cotte. Pour ces derniers auteurs l'infarctus blanc anémique dont ils rapportent quatre observations (obs. 72-73-8-68) se produirait toutes les fois où l'oblitération vasculaire mésentérique siégerait au-dessous des arcades anastomotiques situées dans le mésentère, l'infarctus hémorragique se produisant seulement lorsque l'oblitération intéresserait uniquement les grosses branches mésentériques.

Leur théorie confirmerait d'ailleurs notre manière d'envisager le caractère terminal des artères mésentériques. Nous avons dit, en effet, que ces artères ne devaient pas être regardées comme des artères terminales au même sens que les artères du rein, du cerveau, de la rate, par exemple, mais comme présentant une circulation collatérale réelle, mais insuffisante pratiquement.

Aussi Leclerc et Cotte ajoutent : « Si les anastomoses que « les artères mésentériques ont avec les artères voisines sont « insuffisantes pour que la circulation intestinale n'ait pas à « souffrir de leur suppression, il n'en est pas moins vrai, « cependant, que, dans la majorité des cas, les troncs vas- « culaires seuls étant intéressés, la circulation est suscepti- « ble de se rétablir en partie : c'est là l'origine de l'infarctus « hémorragique de l'intestin. Dans les cas au contraire où « les artères du bord mésentérique de l'intestin sont sup- « primées sur une certaine longueur, la lésion qui en résulte « est toute différente et aboutit à l'infarctus blanc anémi- « que de l'intestin. »

C'est ce qui pour eux se produirait, notamment dans la désinsertion mésentérique. Il y a là, on le voit, des contradictions assez grandes qui restent inexpliquées entre ces derniers auteurs et les expériences de Madelung, Rydigier et les nôtres, où jamais la désinsertion mésentérique ne nous fit voir de gangrène anémique ; et l'on peut, croyons-nous, en terminant ce chapitre, dire avec Sauvé que « l'infarc- « tus hémorragique intestinal doit être PRATIQUEMENT con- « sidéré comme le seul type anatomique auquel tend à abou- « tir l'occlusion des vaisseaux de l'intestin », la véritable pathogénie de l'infarctus blanc anémique étant encore, on doit l'avouer, dans le domaine de l'inconnu.

CHAPITRE VI

SYMPTOMATOLOGIE

Il est difficile d'établir une symptomatologie très précise de l'infarctus intestinal.

Le plus souvent en effet ses symptômes, quelque bruyants qu'ils soient, se retrouvent dans beaucoup d'affections de l'abdomen. De plus, chaque cas pour ainsi dire revêt une forme particulière qui s'éloigne plus ou moins du type clinique classique. Schœmaker disait qu'on ne pouvait y trouver un ensemble de symptômes nets et H. Fischer écrivait en 1905 : « Maintenant encore, après 40 ans, temps pendant lequel on a pu s'éclairer sur la maladie, nous ne « sommes pas beaucoup plus avancés sur la symptomatologie. » Ce qui était vrai en 1905 l'est encore en 1914.

Aussi, après avoir dans ce chapitre décrit le type clinique classique tel que malheureusement se présente assez rarement la maladie, nous verrons, dans l'analyse de chacun des grands symptômes, les différentes formes, les différents aspects que peut prendre l'infarctus intestinal.

L'infarctus intestinal typique évolue ordinairement en deux périodes : une période de début caractérisée par la triade symptomatique : douleur, vomissements, diarrhée, et une période terminale ou période d'occlusion.

Le *début* est brusque, violent, arrive chez un sujet jusque-là en bonne santé apparente ou dont l'état maladif n'inspirait pas encore d'inquiétude immédiate. Il se caractérise par une douleur violente dans l'abdomen, localisée par le patient le plus souvent autour de l'ombilic. Les auteurs s'en rapportant aux dires des malades comparent cette douleur à un coup de couteau, à un broiement, à un fer rouge s'enfonçant dans l'abdomen.

Aussitôt le facies du malade montre qu'il se déroule chez lui une scène péritonéale suraiguë : il est sidéré, son facies est grippé, contracturé, des sueurs froides lui coulent sur le visage et sur tout le corps, les extrémités sont froides et cyanosées. Puis de temps en temps la douleur abdominale devenant plus aiguë on l'entend pousser de véritables hurlements ; en même temps, mu comme par un ressort, il se tord sur son lit, cherche à se lever, regarde avec effroi la main du chirurgien qui vient pour le palper, et, comme le malade de Parmentier et Chabrol, demande « qu'on ne le touche point ».

Cette douleur, d'abord assez nettement localisée, ne tarde pas à se généraliser à tout l'abdomen, gardant parfois cependant son point maximum autour du siège initial. Elle persistera jusqu'à la fin du patient et résistera presque toujours aux calmants ordinaires : morphine, chloral, etc.

Presque en même temps que cette douleur apparaissent les vomissements. D'abord alimentaires, ils deviennent glaireux, puis bilieux, quelquefois aqueux et très abondants « au point que l'idée d'une transsudation séreuse s'impose » (Sauvé). C'est la scène péritonéale qui continue. Mais bientôt les vomissements sanglants caractéristiques de l'affection se montrent. Quelquefois simples stries de sang mêlées aux glaires, ils peuvent être plus abondants, tel le cas de Lieblein où les hématémèses durèrent pendant 6 jours sous forme de vomissements noirâtres.

La diarrhée apparaît peu après les vomissements. Elle est fluide, hydrique, profuse. Puis au bout de 24 heures environ fait suite une diarrhée de sang : soit enterroragie faible où les selles sont seulement sanguinolentes, soit le plus souvent hémorragie abondante formée, au début, de sang presque pur, qui peu à peu devient noirâtre, goudronneux.

Cette phase de diarrhée dure peu en général, 24 ou 48 heures maximum, quelquefois quelques heures seulement. A cette excitation initiale du tube digestif va faire suite la période d'ileus qui, elle, alors, persistera jusqu'à la mort. La décrire c'est décrire l'occlusion intestinale ordinaire, dont elle ne diffère par aucun signe : arrêt absolu des matières et des gaz, ballonnement du ventre, météorisme, tout s'y retrouve. Notons seulement que la paralysie intestinale est plus complète que dans l'occlusion intestinale d'étiologie différente : les mouvements péristaltiques et antipéristaltiques de l'intestin que l'on voit ordinairement se dessiner sous la peau sont ici beaucoup plus rares. Tout l'intestin est sidéré, pour ainsi dire, immobilisé.

Sauvé signale quelquefois à cette période terminale des enterroragies d'importance beaucoup moindre que celles du début. — Combien de temps dureront ces symptômes ? Ils se dérouleront avec une très grande rapidité et en deux ou trois jours quelquefois en moins de 24 heures le malade sera emporté. L'apparition d'une péritonite par perforation pourra venir hâter encore le dénouement fatal : le hoquet, les vomissements, la douleur, qui avait pu subir une période de rémission trompeuse, réapparaîtront alors. Mais c'est là une complication extrêmement rare.

Tel est le tableau classique de l'infarctus intestinal, qu'il résulte, hâtons-nous de le dire, d'une oblitération artérielle ou d'une oblitération veineuse. Certes, s'il se présentait toujours avec la même netteté, il aurait des caractères vraiment spéciaux et son diagnostic n'aurait pas les difficultés qu'il présente habituellement. C'est que, ainsi que nous l'avons dit au début, rares sont les cas où l'on trouve réunis à la fois toute cette symptomatologie.

Voyons maintenant dans leurs détails chacun de ces symptômes et les différents types d'infarctus qui en résultent.

Le *début* brusque, violent, tel que nous l'avons décrit, est celui qui se rencontre le plus souvent. C'est même là le signe le plus constant qui se retrouve dans presque tous les infarctus de l'intestin. Dans nos 184 observations, 128 fois où le début a été bien noté, 94 fois on le retrouve avec ces mêmes caractères.

A côté de ce début brusque il faut citer le début « à deux temps » décrit par Sauvé, caractérisé par deux crises se succèdant à intervalle plus ou moins éloigné, l'une initiale, plus « ou moins grave, l'autre terminale, aussi dramatique que « si elle était arrivée d'emblée » et séparée de la première par un intervalle variable comme durée où la rémission des symptômes peut être absolue. C'est ce début que l'on retrouve dans l'observation de Auvray où un homme de 45 ans, souffrant depuis deux jours de violentes douleurs abdominales accompagnées de vomissements, voit les symptômes s'amender au point que pendant 10 jours il peut s'alimenter normalement. Puis le 12e jour les douleurs réapparaissent, les vomissements, avec arrêt complet des matières et des gaz. Le malade meurt sur la table d'opération avec 0, 25 de grêle infarctés près du duodénum. Même marche dans une observation de Lerat et Cleret, et chez une malade de Picot (obs. 66).

Dans d'autres cas le début dramatique est précédé quelques jours avant de certains symptômes prémonitoires. Ce n'est pas le début en deux temps de tout à l'heure. Ici, pas de période de rémission, mais une sorte de marche progressive continuelle. Un malade de Castaigne présente à plusieurs reprises, pendant les 5 mois qui précèdent son exitus, des selles sanglantes.

Un autre malade de Hamilton ressent depuis 4 jours des douleurs vagues dans le côté gauche du ventre, puis brusquement ces douleurs augmentent, et en même temps se déroule toute la symptomatologie de l'infarctus. C'est encore ce mode de début que l'on retrouve dans les observations de Mignon et Dopter, Peron et Beaussenat, Codmann (obs. 52), Greenough (obs. 46), etc.

Enfin plus progressif encore, plus chronique si l'on peut dire, est le début observé dans la maladie si bien décrite par Lagane : l'artério-sclérose intestinale. Ce mode de début nous arrêtera un peu plus longtemps, car nous croyons indispensable de nous étendre un peu sur une maladie qui, dans ces dernières années, a pris une importance si grande dans l'étiologie de l'infarctus intestinal.

Dans ces cas la grande thrombose et son début solennel est précédée, parfois plusieurs années avant, de toute une série de symptômes avertisseurs : crises douloureuses abdominales, troubles intestinaux, crises de meiopragie intestinale, etc.

En étudiant ces divers symptômes, on est frappé de leur ressemblance avec ceux des autres localisations de l'artério-sclérose : angines de poitrine, claudication intermittente.

Ces crises douloureuses consistent en accès se produisant à la suite d'un effort physique quelconque : marche pénible, repas copieux, ou d'une fatigue morale. Souvent horriblement pénibles, elles se localisent ordinairement au niveau de l'épigastre, et Lagane, dans sa description, les compare à « une brûlure », à un « étau, qui comprime violemment la « région épigastrique, à un pieu de fer et de feu qu'on « enfoncerait jusqu'à la colonne vertébrale ». Au bout de quelques instants le malade a des nausées, des renvois, du ballonnement du ventre.

Se reproduisant parfois plusieurs fois par jour, elles forcent le malade à interrompre tout travail, à éviter tout excès de régime.

D'autres fois, ces crises sont moins nettes, moins douloureuses. Le sujet remarque que sa face est souvent rouge, surtout après les repas, ses digestions sont pénibles, il a des nausées, des pesanteurs, parfois des envies de vomir invincibles.

En même temps que ces crises douloureuses, et leur donnant une haute valeur diagnostique, on note des troubles intestinaux. Déjà on avait remarqué des nausées, des vomissements, « mais l'apparition d'une crise diarrhéique « avec selles aqueuses ou glaireuses et sanguinolentes est « autrement importante ». Quelques malades présentent de la constipation opiniâtre, ou bien alternant avec des crises de diarrhée, parfois des selles muco-membraneuses. Ces dernières ont même une importance grande. Pour Teissier et son élève Benech « l'angor traduit la souffrance du « système aortique supérieur, comme l'entéro-colite traduit « la souffrance de l'aorte abdominale ».

Mais un des syndromes les plus typiques de l'artériosclérose intestinale est cette crise d'ordre ischémique que l'on appelle crise de méiopragie intestinale, qu'Ortner dénommait « dyspragia intermittens angio-sclerotica intes- « tinalis » et Schnitzler « intermittierende ischömische dysperistaltik ». Nous pourrions encore l'appeler la « claudi- « cation intermittente de l'intestin », tant son analogie avec la claudication des membres inférieurs, décrite par Charcot, est frappante. Ce dernier symptôme, en effet, est caractérisé par l'apparition de douleur et d'impotence du membre à l'occasion d'une marche pénible : l'apport sanguin suffisant à la nutrition des muscles au repos ne l'est plus pour permettre un travail prolongé. De même les artères mésentériques, les artères intestinales athéromateuses, suffisantes à l'irrigation de l'intestin lorsque celui-ci est au repos, ne le sont plus lorsqu'il doit entrer en activité après l'ingestion des aliments. Alors on observe ces crises si bien décrites par Josué : « Parfois tous les jours, parfois à intervalles éloi- « gnés, le plus souvent à la suite d'un repas copieux et de « l'ingestion de mets difficiles à digérer, on voit apparaître « du météorisme... Jamais on observe de contractions in- « testinales, comme dans les cas de sténose. Le malade a « des éructations, des envies de vomir. Il vomit parfois. « Les douleurs sont vives et le malade se plaint d'une pé- « nible sensation de tension dans le ventre... Parfois les « accidents s'aggravent et le malade tombe dans le collap- « sus. En général, après quelques heures, tous les accidents « se calment et le sujet revient à l'état normal, dans d'au- « tres cas il persiste encore quelques sensations péni- « bles. »

Des sujets âgés, athéromateux, éthyliques ou brightiques seront ordinairement ceux chez lesquels on retrouvera cet ensemble de symptômes. A leur autopsie on trouvera des artères abdominales sclérosées, de petits foyers limités d'apoplexie intestinale, lésions qui ne sont que les symptômes avant-coureurs de ce qui nous intéresse ici : l'infarctus intestinal. « L'infarctus intestinal reste donc la plus « grave des complications de l'artério-sclérose intestinale » (Hirtz et Josué).

Si l'on veut bien étudier (lorsque la chose est possible) les antécédents des malades opérés ou autopsiés pour cette affection, on y retrouvera très souvent un grand nombre des symptômes énumérés plus haut, symptômes prémonitoires de l'affection qui les amène aujourd'hui sur la table d'opération ou sur la table d'autopsie.

Axenfeld donne une observation où ce syndrome artério-scléreux intestinal fut le précurseur de la gangrène d'une anse d'intestin par thrombose-artérielle.

Une observation de Lépine mérite d'être citée :

Il s'agissait d'un homme de 40 ans, souffrant depuis 15 ans de névralgies abdominales souvent accompagnées de renvois aqueux. Les douleurs prenaient par intervalles irréguliers et allèrent en augmentant peu à peu jusqu'au jour de la mort.

A l'autopsie on trouva la plus grande partie du grêle infarctée avec des artères mésentériques calcifiées.

Un malade de Radonicic présente depuis deux ans des digestions pénibles, des nausées, des vomissements fréquents, souffre après tout travail pénible. Subitement les douleurs deviennent atroces et il meurt le lendemain. A l'autopsie tout l'instin grêle était infarcté et les artères mésentériques en tuyaux de pipe (obs. 42). Sievers, C. Porter, Schnitzler, etc., rapportent également des cas où, avant la lésion terminale, on retrouve tout un passé de troubles digestifs nets : crises douloureuses après les repas, crises de diarrhée alternant avec des crises de constipation, vomissements, etc.

Le début, nous l'avons vu, se caractérise par une douleur violente, quelle que soit la façon plus ou moins brusque dont il se présente. Cette douleur se trouve dans tous les cas, à de très rares exceptions près. Les malades, avons-nous dit, la localisent généralement autour de l'ombilic. C'est en effet à cette place que nous la trouvons le plus souvent. Jackson, Porter et Quinby, dans une statistique portant sur 214 cas, donnent les détails suivants calculés sur o/o.

Souffrance générale de l'abdomen	51
— — épigastre	8
— au-dessous de l'ombilic	7

Souffrance générale partie inférieure abdomen.		4
—	hypocondre droit	4
—	abdomen supérieur	4
—	hypogastre	3
—	fosse iliaque droite	3

Dans nos 184 observations, où nous trouvons 85 fois le siège de la douleur nettement localisé, nous notons :

Douleur péri-ombilicale = 45	sous-ombilical	8
	à gauche ombilic	2
	sus-ombilical	17
	à droite ombilic	5
	non précisée	13
		45

Douleur hypocondre droit			10
—	—	gauche	2
—	fosse iliaque gauche		1
—	—	droite	6
—	région vésicale		1
—	partie inférieure abdomen		6
—	généralisée à tout le corps		13
—	dans hernie irréductible		1

Cette douleur s'irradie dans les fosses iliaques, les cuisses, les lombes. Cette irradiation dans les lombes serait, pour Kussmaul, caractéristique d'une oblitération de la mésentérique inférieure.

Notons que quelquefois cette douleur peut être absente. Jackson la trouve absente 8 fois dans sa statistique. Et nous une fois dans un cas de Ames (obs. 30).

Existe-t-il un rapport entre le siège de la douleur et la localisation anatomique de l'affection ? Parmentier et Chabrol répondent par la négative. « Son siège ne semble « point répondre à la localisation anatomique de l'infarc- « tus. » Nous ne sommes pas absolument de cet avis.

Nous croyons évidemment qu'il ne s'agit pas là d'une vérité toujours constante, loin de là, mais que assez souvent, lorsqu'il s'agit de parties d'intestin fixes, correspond un siège assez précis de la douleur. Si, au contraire, la lésion siège sur le milieu du grêle, par exemple, l'extrême mobilité de ce dernier enlèvera toute localisation précise.

Ainsi, dans nos observations, sur les 16 fois où la douleur allait de l'hypocondre droit à la fosse iliaque droite 10 fois il s'agissait du cæcum ou côlon ascendant ou de la partie toute terminale du grêle.

Sur 17 fois où la douleur siégeait à l'épigastre, 7 fois il s'agissait du jéjunum ou partie initiale de l'iléon.

Pour une fois où la douleur était localisée à la région vésicale il s'agissait d'un infarctus du côlon descendant et de l'S iliaque.

Pour une fois où la douleur siégeait dans le sac herniaire on trouva l'anse herniée infarctée.

Pour Lagane cette douleur relève de l'irritation des rameaux nerveux des plexus sympathiques de l'intestin. Cette pathogénie se justifie surtout chez les artério-scléreux, où cette irritation serait produite par l'intermédiaire des lésions scléreuses des petits vasa-nervorum.

Pour Teissier, Nothnagel, il faudrait rapporter les phénomènes douloureux aux lésions d'aortite abdominale.

Les *vomissements* qui apparaissent très peu de temps après le début sont eux aussi un phénomène presque constant, constant même, dit Zésas. — Nous les avons trouvés dans toutes ou presque toutes nos observations. Ce qui est moins constant, c'est leur nature : d'abord alimentaires et bilieux, ils peuvent devenir sanguinolents. Malheureusement ce n'est pas la règle générale. D'où pour le diagnostic perte d'un symptôme important. Dans nos observations on ne les trouve notés que 12 fois. Il est vrai que souvent ils sont réduits à quelques stries de sang que seul un examen microscopique permettrait de déceler. Nous avons vu à la description de notre type clinique classique leur variabilité comme aspect et comme abondance.

La *diarrhée* se retrouve-t-elle toujours dans les premières heures de la maladie? Elle serait au contraire un phénomène très inconstant, s'il faut en croire les auteurs. Très inconstant comme présence, très inconstant comme nature. Comme présence : si elle est notée dans beaucoup d'observations, par contre beaucoup de malades aussi arrivent d'emblée à la période d'occlusion. Aussi Stieda, Zésas, Sprengel divisent les infarctus en deux groupes : ceux à forme diarrhéique et ceux à forme paralytique d'emblée.

Comme nature : ce sont tantôt seulement des selles aqueuses, tantôt des selles sanglantes. Ces dernières se montrent d'habitude après les 24 premières heures qui suivent le début. Elles sont rares avant, dit Chabrol. Mais combien de cas arrivent à la période finale sans avoir présenté ce symptôme précieux! Deckart les note 16 fois sur 45 cas; Jackson Porter et Quinby donnent comme moyenne 40 o/o, Borszesky les considère comme étant plus qu'accidentelles. Dans nos observations. où 78 fois les selles diarrhéiques furent notées, on les trouve 29 fois. D'ailleurs, empressons-nous de dire que toujours il y a épanchement sanguin à l'intérieur de l'intestin, mais non toujours évacuation. Fischer, Sievers font la même remarque. La paralysie intestinale arrivant avant que l'évacuation ait eu le temps de se produire.

A cette diarrhée fait suite la période *d'occlusion*, à moins, comme nous l'avons vu, qu'elle ne s'installe d'emblée, donnant absolument le spectacle d'une occlusion intestinale banale. D'autres fois, au contraire, elle fait défaut et la diarrhée persiste jusqu'à la mort : observations de Broussin,

Boinet (obs. 67), Castaigne, etc. La statistique de nos observations donne 46 cas où l'occlusion s'installa d'emblée.

On le voit, l'infarctus hémorragique type, tel que nous l'avions décrit au début, s'efface pour faire place à un nombre pour ainsi dire illimité de formes variables.

A côté de ces grands symptômes : douleur, hématémèses, mœlenas, occlusion, existent un certain nombre d'autres symptômes, qui, pour être moins importants, n'en doivent pas moins être retenus.

Tout d'abord le praticien peut-il espérer quelque chose de la palpation ? Souvent celle-ci sera très difficile, vu le ballonnement du ventre et l'extrême sensibilité de la paroi. Très souvent il sera absolument impossible de déceler quoi que ce soit. Quand la main qui palpe pourra arriver à obtenir quelques renseignements, elle trouvera ordinairement une sorte de tumeur en boudin (Elliot), une sensation d'hématome (Sauvé) à limites très floues (Lécène), plus ou moins mobile. Souvent même ce ne sera que sous l'influence de l'anesthésie que l'on pourra sentir et palper la grosseur (Bloodgood, obs. 50).

Pas grand éclaircissement à attendre non plus de la percussion. Très difficile pour les mêmes raisons qui empêchaient la palpation, elle pourra montrer de la matité au niveau de l'anse infarctée, de la sonorité exagérée tout autour avec submatité dans les flancs due au liquide épanché.

Plus important peut-être est le symptôme température. Pour Kussmaul l'hypothermie serait de règle et constituerait avec les grands symptômes du début un signe important de diagnostic. Mauclaire et Jacoulet sont de cet avis. Malheureusement ce symptôme n'est pas toujours la règle. Parmentier et Chabrol pensent même qu'il y a hyperthermie légère, 38, 38°5. Zésas pense que la température baisse :

surtout en cas de diarrhée abondante, aqueuse et sanguinolente. Pour Sauvé la température baisse au début pour revenir ultérieurement à la normale. Cette hypothermie perd, d'ailleurs, dit-il, de sa valeur, puisqu'elle se retrouve fréquemment dans les occlusions. Toutefois, il admet qu'elle serait plus précoce en cas d'infarctus. Pour nous, nous avons trouvé la température notée 91 fois dans nos observations; 39 fois elle fut supérieure à la normale, 52 fois égale ou inférieure. Nous avons éliminé les cas où la maladie, débutant par une infection quelconque, la température initiale devait être attribuée à la maladie causale et ne subissait aucune variation au moment de l'installation de l'infarctus.

Un autre symptôme signalé par les auteurs anglais et américains serait la leucocytose élevée que l'on trouve en effet assez souvent notée dans leurs observations.

Du côté des urines Harley et Kolisch ont obtenu expérimentalement de la glycosurie par la ligature de la mésentérique supérieure, et disent que l'on pourrait en trouver chez l'homme dans les mêmes circonstances. Une observation de Jackson montra du sucre dans les urines de son malade, mais il ne put savoir si ce sucre était antérieur ou postérieur à la lésion intestinale (obs. 55). On a trouvé aussi dans les urines de l'indican, mais c'est là un signe d'arrêt, de ralentissement du cours des matières dans le grêle, il n'a rien de spécial à l'infarctus intestinal.

Tcherkovskaïa signale encore comme symptômes le ténesme intense et l'état béant de l'anus, Lindner, Collins le hoquet et la fétidité de l'haleine.

N'oublions pas ici de parler d'une forme latente de l'infarctus intestinal. Si extraordinaire que cela puisse paraître, le cas a été signalé. Les observations sont rares et même discutables pour Gallavardin, « car presque toujours, dit-il, « le malade était alors dans un état très grave qui rendait

« difficile l'appréciation exacte des phénomènes». Il cite les cas de Altmann, d'Aronhson le premier chez une femme de 73 ans atteinte de pneumonie infectieuse, muguet, qui mourut deux jours après son entrée à l'hôpital, le deuxième chez une malade qui resta dans le coma durant les deux derniers jours. Citons encore le cas de Ames (obs. 30).

Telle est dans sa complexité la symptomatologie de l'infarctus intestinal. Vouloir établir une syptomatologie différente pour l'infarctus de cause artérielle et pour l'infarctus de cause veineuse nous semble véritablement d'une hardiesse exagérée, alors qu'il est déjà très difficile, comme nous l'avons vu, de décrire une symptomatologie nette pour l'affection dans son ensemble.

Notons toutefois, pour mémoire, les quelques petites différences que l'on a cru pouvoir y rencontrer.

L'infarctus artériel aurait un début plus brusque, plus typique que celui de cause veineuse qui serait à évolution plus lente. Dans nos observations, nous avons observé les deux sortes de début dans les deux affections. De leur statisque sur la symptomatologie, Jackson, Porter et Quinby ne croient pas devoir attacher grande importance à ce symptôme. Ajoutons encore que l'infarctus artériel vient, surtout, comme nous l'avons vu à l'étiologie, chez des sujets âgés et le second chez des sujets jeunes.

La seule différence, à notre avis, qui aurait quelque importance pratique et permettrait quelquefois au clinicien de penser plutôt à l'un qu'à l'autre, c'est que le premier l'infarctus artériel serait plus hémorragique que l'autre. Sauvé lui-même le reconnaît. Vomissements sanglants, enterroragies seraient bien plus marqués.

Dans nos observations les hématémèses ont été rencontrées plus souvent dans les infarctus d'oblitération veineuse, mais par contre les enterroragies ont été observées dans presque toutes les observations d'infarctus par oblitération artérielle.

On peut dire, en somme, pour résumer toute cette symptomatologie que l'on assiste le plus souvent à une affection abdominale aiguë reproduisant le syndrome péritonéal accompagné parfois d'hémorragies intestinales.

CHAPITRE VII

DIAGNOSTIC

« C'est peut-être, disait Radonicic, l'oblitération de l'ar-
« tère mésentérique supérieure qui a le diagnostic le plus
« difficile et le plus incertain. Car les symptômes qui de-
« vraient le caractériser sont d'une part très inconstants et
« de l'autre communs à un grand nombre d'autres mala-
« dies abdominales. »

La clinique vient tous les jours justifier cette idée de Radonicic.

On a vu quelle symptomatologie changeante caractérisait l'infarctus intestinal ; on ne saurait donc être surpris de la difficulté, souvent même de l'impossibilité du diagnostic.

L'infarctus intestinal, tel que nous l'avons décrit dans notre précédent chapitre, peut se présenter au clinicien dans deux conditions différentes : ou bien il éclate brusquement chez un sujet jusque-là en bonne santé apparente, ou dont l'état maladif n'inspirait pas d'inquiétude immédiate, ou bien il survient comme complication, presque toujours fatale, d'un état général grave dont la symptomatologie inquiétante avait depuis quelque temps attiré l'attention du médecin. C'est le cas par exemple pour l'infarctus arrivant chez un cardiaque en période asystolique, chez un artérioscléreux ayant déjà présenté des localisations d'embolies ou de thromboses : hémiplégie, gangrène des extrémités, etc.

Qu'il se présente comme phénomène initial, ou comme

phénomène secondaire au cours d'une maladie déjà existante, on doit pour le diagnoctic rechercher un syndrome capital qui domine toute la question : Y-a-t-il ou n'y a-t-il pas occlusion ?

1° *Il n'y a pas d'occlusion.* — Le chirurgien appelé dès le début constate seulement les symptômes initiaux habituels de l'infarctus : douleur abdominale violente, vomissements, selles aqueuses ou sanglantes. Un autre point capital doit être alors recherché. Les selles sont-elles sanglantes ou non ? Si les enterroragies existent, il faudra éliminer un grand nombre d'autres maladies dont le tableau clinique est très voisin de celui de l'infarctus.

L'*invagination* présente à peu près les mêmes symptômes : douleurs abdominales, vomissements, selles sanglantes parfois. Mais elle survient d'habitude chez des sujets plus jeunes ; de plus ses enterroragies, ses douleurs ne présentent pas cette violence que l'on trouve dans l'oblitération mésentérique. Nothnagel ajoute que dans l'invagination il y aurait par suite des contractions intestinales une modification dans l'aspect, la situation de la « tumeur en boudin », phénomène que l'on n'observerait pas dans l'infarctus intestinal.

Le *cancer d'intestin* présente un début moins brusque, il est précédé d'un passé pathologique plus ou moins long, qui rarement sera ignoré du patient ou de son entourage.

La *pancréatite hémorragique* aiguë a le même début brusque, la même douleur très violente que l'infarctus. Parfois, pour achever encore la ressemblance, on peut y voir des enterroragies. Seuls le siège un peu plus élevé de la douleur, le souvenir de coliques hépatiques antérieures pourront permettre de laisser de côté cette maladie.

Chez la femme il faudra éliminer la rupture d'une hématocèle dans l'intestin ou le rectum : elle s'accompagne elle aussi de douleur violente, de mœlena parfois très abondant. On se basera alors sur la rareté de l'affection, sur le passé génital de la malade qu'il sera ordinairement assez facile de préciser. Pour Schrötter cependant cette affection est indiagnosticable.

Notons encore comme maladie pouvant présenter des enterroragies,en même temps qu'une vive douleur abdominale, la rupture d'un anévrysme de l'artère hépatique dans le duodénum, maladie signalée par Schrötter, mais qui est tout à fait exceptionnelle.

Par contre,si les enterroragies manquent, toutes les causes de violentes douleurs abdominales pourront nous induire en erreur. Leur énumération suffira à en montrer toute la variété.

L'*appendicite*, avec son début souvent brusque, ses vomissements, ne pourra guère être éliminée que grâce à la localisation de la douleur dans la fosse iliaque droite,siège peu fréquent dans l'infarctus.

Toutes les perforations stomacales ou intestinales, les empoisonnements de toute nature,les coliques néphrétiques ou hépatiques, les coliques saturnines, l'abcès périnéphrétique,tout peut tromper et tout trompe en général. Ajoutons à cela que la péritonite,qui accompagne souvent la plupart de ces lésions,peut, le fait est signalé par Guérassimovitch, s'accompagner d'hématémèses et rendre encore la distinction plus difficile.

Les torsions ou ruptures de kystes s'accompagnent parfois de douleurs excessivement violentes, allant jusqu'au collapsus. Elles peuvent, par le tableau dramatique qu'elles présentent, être une cause d'erreur très réelle. Nous nous rappelons à ce propos une malade du service de notre maître le Dr Brin, qui fit devant nous une rupture kystique et dont la douleur angoissante à ce moment pouvait être comparée en tous points à celle de l'infarctus.

Il faudra songer aussi aux névralgies cæliaques réalisant le syndrome solaire aigu d'excitation de Jaboulay caractérisé par des douleurs épigastriques extrêmement vives, des vomissements, de la constipation.

Schœmaker signale encore la pneumonie, la pleurésie diaphragmatique, comme pouvant présenter parfois une symptomatologie analogue à celle de l'infarctus surtout au début avant que leurs symptômes propres ne soient définitivement établis.

Signalons enfin les rares cas de rupture spontanée de l'œsophage, dont la douleur violente épigastrique, les hématémèses sont aussi bien faites pour amener la confusion.

2° *Il y a occlusion.* — Plus difficile encore, impossible même, on peut dire, sera le diagnostic si l'occlusion s'est installée. On a vu que rien ne différenciait l'occlusion vasculaire des autres. Seul le commémoratif net d'une période de diarrhée ayant précédé l'arrêt des matières et des gaz permettra de songer à l'oblitération mésentérique. Si ce commémoratif manque, le diagnostic est impossible d'avec toutes les autres occlusions, aussi bien de celles dues à une torsion, à une strangulation que des ileus paralytiques par péritonite.

Toujours il faudra, en présence de symptômes pouvant faire penser à cette lésion, se retourner du côté de l'étiologie et voir s'il n'existe pas chez le malade une cause nette capable de produire la thrombose ou l'embolie. C'est en s'appuyant sur cette donnée que le diagnostic a pu être fait parfois pendant la vie. Autrement, on ne peut que soupçonner la lésion et plus souvent encore l'ignorer complètement pour ne la découvrir que comme une surprise d'opération ou d'autopsie.

Aussi peut-on compter les rares fois où ce diagnostic fut fait pendant la vie : 14 fois seulement sur les 189 observations de notre ouvrage. Presque toujours il s'agissait d'une oblitération artérielle; 3 fois seulement on songea à la thrombo-phlébite. Peut-être parce que les oblitérations artérielles présentent plus souvent comme on l'a vu à la symptomatologie le symptôme capital de l'infarctus : hématémèses ou mœlenas.

Citons Radonicic, Reitter, Claisse et Abrami, qui en firent le diagnostic chez des cardiaques déjà connus et soignés pour le mauvais état de leur système cardio-vasculaire; Karcher, qui le fit chez un malade ayant eu une enterroragie quelque temps après une embolie poplitée. Citons encore : Mitchell, Porter, Leclerc et Beutter, Bérard qui le fit chez un malade de Mollard et Monod, Piery et Dumas, Parmentier et Chabrol.

Reitzenstein fit le diagnostic de thrombo-phlébite. Olshausen le fit aussi chez une femme atteinte d'affection puerpérale. Gerster chez un malade atteint de péritonite appendiculaire.

On s'étonne, après avoir vu la difficulté de diagnostic que présente cette affection, que certains auteurs aient voulu compliquer encore la question et cherché à établir un diagnostic différentiel entre les infarctus d'oblitération artérielle et ceux d'oblitération veineuse, et même entre l'oblitération de l'artère mésentérique supérieure et l'oblitération de l'artère mésentérique inférieure.

Seuls quelques petits signes sans importance, que nous avons déjà vus à la symptomatologie, peuvent être invoqués.

Il faudra songer à une oblitération artérielle plutôt qu'à une oblitération veineuse, si l'on a affaire à des hémorragies abondantes, à un début très brusque, à un sujet porteur de lésions valvulaires. Talke insiste sur l'importance de petites taches cutanées purpuriques, qui seraient dues à la dissémination de parcelles emboliques dans les vaisseaux du tégument cutané ; la combinaison de ces taches et de l'embolie mésentérique serait pour lui très fréquente.

Pour Köster ces différenciations sont impossibles à faire. C'est également l'avis de Jackson, Porter et Quinby qui parlent après contrôle de leurs 214 cas.

En faveur d'une oblitération de l'artère mésentérique supérieure, Tcherkovskaïa invoque les hématémèses qu'on n'observerait pas dans l'oblitération de l'artère mésentérique inférieure. Kussmaul les douleurs péri-ombilicales pour la première, lombaires pour la deuxième. Litten, Gehrardt et Hégar signalent les matières goudronnées dans le premier cas et les selles de sang pur dans le deuxième.

Ces deux derniers prétendent aussi que l'oblitération de l'artère mésentérique inférieure donne une prédominance des douleurs à gauche avec des irradiations du côté de l'anus qui présenterait un ténesme plus marqué. Kolisch, enfin, donne comme signe distinctif : la glycosurie, qui n'existerait que dans l'oblitération de la mésentérique supérieure.

Ce sont là, croyons-nous, des données de peu de valeur, et ce serait à notre avis faire preuve d'une hardiesse bien téméraire de vouloir chercher de telles précisions dans une affection que les meilleurs cliniciens méconnaissent tous les jours et méconnaîtront encore sans doute souvent.

CHAPITRE VIII

PRONOSTIC

Le pronostic de l'infarctus intestinal est tout particulièrement grave. Les statistiques des divers auteurs accusent une mortalité déconcertante :

Zésas donne à la terminaison fatale une fréquence de 94 o/o. La mort arriverait pour lui en 24 ou 48 heures dans la forme diarrhéique de la maladie et en 5 ou 6 jours dans la forme à occlusion intestinale.

Jackson, Porter et Quinby donnent la même moyenne résultant de l'étude de leurs 214 cas et dans leurs 27 cas inédits du début de leur ouvrage on trouve même une mortalité de 100 o/o.

« Evolution presque toujours fatale en deux ou trois jours », dit Gallavardin. — « La mort est la terminaison habi- « tuelle, » disent Mauclaire et Jacoulet. — En un mot, tous les auteurs sans exception trouvent une statistique absolument déplorable. Nous-mêmes, dans les 5 cas d'infarctus personnels que nous rapportons, notons une mortalité de 100 o/o. De l'étude de nos 184 observations, nous trouvons une mortalité s'élevant à 92 o/o.

Le pronostic varie-t-il selon la nature de l'oblitération ?

Pour Codmann il n'y aurait pas de différence, que l'infarctus soit de cause artérielle ou qu'il soit de cause veineuse. Cependant la plupart des auteurs semblent accorder un pronostic plus sombre à l'infarctus par thrombo-phlébite. Gallavardin dit : « La gravité de la thrombo-phlébite mé- « saraïque est extrême, tous les cas que nous rapportons « ont été suivis de mort. »

Pour Roussel : « Le pronostic est moins favorable dans « la thrombose des veines que dans l'embolie des artères « mésentériques. » Notre statistique est également favorable à cette théorie puisque nous trouvons 10 cas de guérison sur 69 observations artérielles et 8 seulement pour 102 observations d'origine veineuse.

Lagane cependant est d'un avis contraire. Pour lui « l'o- « rigine artérielle d'un infarctus assombrit encore son pro- « nostic en rendant plus aléatoires les résultats d'une ten- « tative de traitement chirurgical ».

Le pronostic varierait aussi selon que l'on aurait affaire à un cas chronique ou aigu. Il serait meilleur, pour le premier, car, dit Zésas, le processus chronique évolue par étapes et une circulation collatérale peut ainsi avoir le temps de se former. Ceci est bien conforme avec ce que nous ont montré nos expériences. Neutra, de son côté, dit : « Dans « les cas d'attaque aiguë, le pronostic est très grave, mais « non toujours absolument mauvais, car derrière ces sym- « ptômes il peut y avoir caché un développement chronique « qui favorise la circulation collatérale. » Il en conclut avec juste raison que le thrombus des artères mésentériques est de pronostic plus favorable que l'embolie. L'un se forme en effet peu à peu dans un système artériel malade depuis longtemps et qui par conséquent a donné tout le temps à ses collatérales de se développer, tandis que l'embolie arrive brusquement gêner une circulation qui jusque-là n'avait rencontré aucune entrave.

Comment expliquer alors les quelques rares cas de guérison que ce pronostic si sombre permet malgré tout d'espérer quelquefois? Tout d'abord est-il permis de compter sur la guérison spontanée? S'il faut en croire certains auteurs, cette dernière existe, et ils en ont fourni quelques cas. Deckart en publie 6 observations chez des malades ayant présenté des symptômes nets d'infarctus intestinal : douleur abdominale violente, suivie d'hématémèses ou de mœlénas. Hœgel en publie deux cas : l'un chez un homme de 19 ans, cardiaque ayant eu des enterrorragies abondantes après une douleur brusque et très violente dans l'abdomen, l'autre chez une jeune fille de 28 ans, qui, soignée pour douleurs articulaires avec poussée d'érythème noueux, vit tout à coup survenir des vomissements avec douleurs abdominales atroces et diarrhée sanglante incoercible.

Tietze dit qu'il peut se produire des thromboses veineuses dans certaines hernies incarcérées qui guérissent par le simple débridement de la hernie.

Il ne faut pas attacher à ces diverses observations de guérisons spontanées une valeur absolument indiscutable. Sans doute la plupart de ces malades présentèrent des symptômes assez nets d'infarctus intestinal, mais par le fait même de leur guérison spontanée, ils ont échappé à un contrôle anatomique, qui seul dans cette lésion peut nous donner le véritable diagnostic. Mauclaire et Jacoulet refusent d'admettre la guérison spontanée pour les thrombo-phlébites mésaraïques. Ils la considèrent comme possible, mais rare en cas d'embolie ou thrombus mésentérique. Gallavardin, Zésas, Sauvé admettent *a priori* son existence, mais lui font également le gros reproche de ne pouvoir être vérifiée.

Intéressante à notre avis, puisqu'elle eut le mérite de pouvoir être contrôlée, est l'observation suivante de notre maître le Dr Brin, que nous avons eu l'honneur d'assister à l'opération :

M. B..., 82 ans. Grez-Neuville (Maine-et-Loire). Propriétaire, est un vieillard extrêmement robuste s'exposant encore aux fatigues de la chasse. Il porte depuis longtemps une hernie inguinale droite, qu'il maintient mal avec un bandage. Dans la nuit du 8 au 9 novembre 1910 en allant au W.C., il est pris d'une douleur brusque et très violente dans sa hernie, qu'il ne peut plus faire rentrer. Vomissements alimentaires. Le Dr Flu, du Lion-d'Angers, le voit à 6 heures du matin et sans faire de taxis m'amène le malade à ma clinique à 8 heures.

Examen. — M. B... continue à souffrir beaucoup, son facies est tiré. Le pouls assez bon avec quelques intermittences est à 90. La température = 36°7.

La hernie inguinale est volumineuse comme deux poings, d'une coloration plutôt rouge. Douloureuse à la palpation dans toute son étendue, peut-être un peu plus au niveau de l'anneau. M. B... n'a pas eu de vomissements depuis celui de la nuit. Pas d'émission de gaz. Il a uriné spontanément. Pas d'albumine ni de sucre dans les urines. Opération immédiate sous chloroforme.

Aussitôt le sac ouvert il s'écoule un flot de liquide sanguinolent et on aperçoit une anse grêle de 0,20 cm. environ, d'un rouge très foncé. Pas d'épiploon. Me portant au collet du sac, je constate avec étonnement qu'il n'y a aucun étranglement. *Le doigt fait aisément le tour de l'intestin dans un collet relativement large.* Attirant alors l'intestin resté dans l'abdomen, on ne voit pas à proprement parler de sillon entre la partie saine et la partie malade. Cependant entre les deux la limitation est très précise. L'anse malade est épaissie, injectée, se plissant à peine. Mais ce qui frappe le plus c'est l'état du mésentère correspondant, il est manifestement thrombosé, noir, gauffré, épais et dur. Devant ces constatations et me souvenant des échecs constants que m'avait donnés la résection, je porte un pronostic des plus sombres et décide de finir au plus vite en confiant le malade à sa chance. Je maintiens toutefois pendant quelques minutes l'intestin sous des compresses de sérum chaud ; ne le voyant pas modifier sa couleur ni se contracter, j'ai un moment l'idée de le maintenir en dehors du ventre, mais je ne m'y arrête pas et le réintègre dans l'abdomen.

Suites. — Dans la nuit qui suivit l'opération, le malade rendit une selle très abondante formée presque exclusivement de sang noir caillé. Pendant quelques jours, légers caillots de sang sur les selles qui sont journalières. A part cela aucun incident remarquable. Le malade guérit bien et vit encore.

Il semble bien que l'on ait eu affaire ici à une thrombose mésentérique. Il ne pouvait être question d'étranglement, puisque « le doigt faisait aisément le tour de l'intestin dans « un collet relativement large ». Aussi croyons-nous pouvoir ranger ce cas parmi ceux de guérison spontanée, le traitement fait n'ayant intéressé en rien l'intestin malade.

Ne s'agit-il point aussi de thromboses mésentériques anciennes et guéries dans ces cas d'élimination spontanée de parties d'intestin, comme on peut le voir parfois au cours d'appendicites suppurées, par exemple, comme on le vit dans ce cas intéressant de notre maître le Dr Brin rapporté à la séance de la société de Chirurgie du 6 novembre 1912 :

(Résumée.) Mme S..., 41 ans. Chaudron en Mauges, entre à la clinique Saint-Louis le 11 juin 1912.

Mariée, mère de deux enfants bien portants, elle n'accuse dans ses antécédents qu'un fait intéressant : il y a huit ans elle eut des phénomènes péritonitiques subaigus avec ballonnement, vomissements verdâtres.

31 mai 1912, douleur abdominale brusque et violente sans localisation nette accompagnée de quelques vomissements bilieux. Occlusion complète au bout de 3 jours. A son entrée à la clinique n'a rendu ni gaz ni matières depuis 8 jours. Vomissements fécaloïdes peu fréquents. Quelques contractions péristaltiques. N'a pu être décidée plus tôt à l'intervention.

Etat général très précaire. Pouls faible, facies terreux. Température = 37, 4.

Laparotomie médiane à l'anesthésie locale. Aucune tendance des anses intestinales à faire issue au dehors. En essayant de décoller le péritoine au niveau de la symphyse : collection de liquide très fétide composé de sang noirâtre, de pus et de matières fécales qui s'écoule avec force *entraînant une membrane grisâtre que je crois être un lambeau d'épiploon sphacélé et qui n'est autre que cette anse grêle gangrénée longue de 0,25 cm. complètement détachée du mésentère et du reste du tractus intestinal.* Un bord donne attache manifestement à des débris de mésentère, ce qui permet d'affirmer que l'on n'a pas affaire à un diverticule de Meckel.

Gros drain dans la plaie. Suites opératoires bonnes, mais longues. Guérison après seconde opération pour fermer l'anus contre nature.

La présentation de ce cas fit croire à Monod qu'il s'agissait d'une embolie d'une branche de l'artère mésentérique supérieure.

La guérison spontanée est donc très admissible. D'ailleurs, s'il faut en croire Bolognési, certains rétrécissements intestinaux ne seraient que le résultat de la guérison de petits foyers d'infarctus.

Le plus ordinairement toutefois, la guérison est due à l'intervention chirurgicale. Le traitement chirurgical seul relève un peu la moyenne du pronostic.

Toutefois il faut faire une distinction entre les infarctus dus à une cause locale : mécanique ou infectieuse et dont le cas de Gosset (obs. 14) semblerait se rapprocher et ceux résultant du mauvais état vasculaire artériel ou veineux du malade. Les premiers étant en somme une maladie locale due à : une bride épiploïque serrant le mésentère (Gosset), à une torsion intestinale, à une infection localisée : appendicite (Gerster) (obs. 58-59) peuvent guérir complètement. Le chirurgien, en enlevant la partie infarctée, enlève en effet tout le mal et laisse dans le ventre un intestin absolument sain. Les autres infarctus, au contraire, étant une manifestation locale d'un état général depuis longtemps atteint, ne sauraient, à notre avis, donner de bons résultats opératoires.

Pourquoi l'embolie ou le thrombus mésentérique serait-il d'un pronostic meilleur que l'embolie ou le thrombus des artères des membres inférieurs, dont la gangrène sénile, qui en est l'aboutissant, fuit, on le sait, devant le bistouri du chirurgien qui ampute pour continuer au delà son œuvre de destruction ?

Nous verrons au chapitre suivant les différents résultats donnés par les divers procédés opératoires.

CHAPITRE IX

TRAITEMENT

Malgré les très rares cas de guérisons spontanées, auxquels, d'ailleurs, nous l'avons vu, il ne faut attacher qu'un crédit limité, ce serait une très grave faute pour le praticien d'abandonner l'infarctus à lui-même, ne ferait-il que le soupçonner.

Seul un traitement fait à temps permet d'espérer quelquefois la guérison.

Nous ne dirons qu'un mot ici du traitement médical, qui ne saurait avoir en de pareilles lésions la moindre efficacité. Certains auteurs, cependant, ont cru devoir lui attribuer quelque valeur. Gerhardt dit que l'on doit viser, dans le traitement médical, l'arrêt de l'hémorragie, l'arrêt des processus gangréneux et le rétablissement de la circulation collatérale. Il prescrit en conséquence : des lavements chauds d'alun, des excitants du cœur. Il est inutile d'insister sur de pareilles prétentions.

Ne demandons au traitement médical qu'un rôle préventif chez les artério-scléreux, où une médication vasculaire : trinitrine et nitrites d'une part, iodure et théobromine d'autre part, pourra arrêter, diminuer la marche de la maladie, en prévenir peut-être les complications. Demandons-lui aussi un rôle palliatif contre les douleurs atroces de l'infarctus, qui pourront quelquefois être passagèrement calmées par des injections de morphine.

Nous pensons qu'en présence du syndrome présenté par cette lésion, syndrome qui, nous l'avons vu, n'est autre que

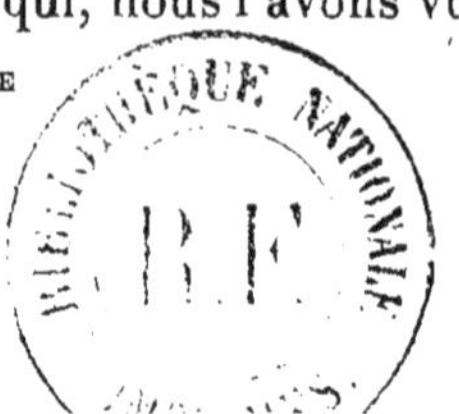

celui d'une occlusion ou d'une perforation intestinale, il n'y a pas à hésiter, il faut opérer.

La laparotomie est souvent le seul moyen de fixer un diagnostic hésitant, elle est aussi la seule planche de salut que l'on peut tendre au malade. Elle peut tout au plus être inutile, si les lésions intestinales sont trop étendues. Même dans ce cas elle ne saurait abréger de beaucoup la vie du patient condamné à l'avance et elle tranquillisera le chirurgien qui aura conscience d'avoir tout fait pour sauver son malade.

Seul d'ailleurs le traitement chirurgical a permis de rendre un peu moins sombre le pronostic de la maladie :

Sauvé trouve dans sa statistique portant sur 24 cas opérés 45, 8 o/o de guérisons, ce qui abaisse la mortalité à 54 o/o au lieu de 95-97 o/o. C'est là, il est vrai, une des statistiques les plus optimistes à laquelle nous avons peine à nous ranger.

Jackson, sur 47 opérés, relate 4 guérisons, soit une mortalité de 92 o/o.

Haagn sur 26 opérés de thrombose artérielle a deux guérisons ; sur 31 opérés de thrombo-phlébite 6 guérisons.

Notre statistique personnelle est, il est vrai, très défavorable, mais elle ne porte que sur trois cas opérés où nous avons eu 3 morts.

L'analyse des observations consultées pour cet ouvrage donne une mortalité de 97 o/o lorsque la maladie fut laissée à elle-même, les 3 o/o de guérison étant formés par ce que nous avons décrit précédemment sous le nom de guérisons spontanées.

La mortalité s'abaisse à 78, 7 o/o avec le traitement chirurgical. Il nous reste donc 21, 3 o/o de guérisons, c'est évidemment peu, mais ce n'est certes pas négligeable.

Deux contre-indications seules peuvent empêcher l'opération : c'est, d'une part, le cas où le malade est en asystolie, ou le cas de thromboses ou d'embolies multiples, l'infarctus alors n'est plus qu'un épiphénomène, « qu'une ma-« nière, dit Sauvé, un peu plus hâtive de mourir ».

En dehors de cela il faut opérer et opérer le plus vite possible. Plus l'intervention sera précoce et plus, à notre avis, on offrira de chances de salut au malade.

Contrairement à cette opinion. Neutra repousse l'intervention dès le début. Il préconise « de légers massages « abdominaux, une médication hypertensive, qui, en acti-« vant la circulation, favoriserait l'évacuation des caillots « et l'établissement d'une circulation collatérale ». — Cette expectative laisserait en outre à la lésion le temps de se limiter. Le chirurgien ne serait point ainsi exposé à faire de résections insuffisantes, comme il arrive si souvent dans les opérations faites dès le début. Ce ne sont point là, croyons-nous, des raisons suffisantes pour nous ranger à l'avis de Neutra. Quel que soit le pouvoir de la médication hypertensive employée, elle n'arrivera jamais au but qu'elle doit atteindre. Ici on n'est plus autorisé à attendre la limitation de l'infarctus, de la gangrène comme on doit le faire dans le cas de gangrène sénile par exemple, parce que d'abord on n'est pas à même de suivre la marche de la lésion et qu'ensuite, si un malade peut, à la rigueur, sans grand inconvénient, laisser évoluer, se limiter une gangrène de la jambe, par exemple, il ne saurait en être de même pour son intestin et pour la cavité abdominale qui le renferme.

Nous pensons que si le chirurgien était à même de voir les malades dès le début de leur affection, les cas de guérison seraient plus nombreux qu'ils ne sont actuellement où souvent l'opération est pratiquée sur des sujets, *in extremis*.

Il faut donc tout au moins tenter la laparotomie, et cela le plus vite possible. Mais une fois le ventre ouvert quelle sera la conduite à suivre ?

Ou bien il y aura lieu de refermer aussitôt, vu l'étendue des lésions et l'impossibilité de tenter un traitement quel qu'il soit, ou bien au contraire la lésion est limitée, le reste de l'intestin paraît sain, et alors le chirurgien est en droit de pousser plus loin son action.

La *simple laparotomie* n'est évidemment d'aucune efficacité. Zésas en cite 13 cas, tous suivis de mort ; nous ajoutons à sa statistique 23 autres cas qui donnèrent le même résultat.

L'*anus contre nature* ne vise que l'occlusion, il laisse persister les dangers de gangrène et de perforation de l'anse. Watson le conseille cependant, si la résection est impossible. Nous avons revu les 6 cas publiés par Sauvé, et tous ont été suivis de mort. Ce sont les cas de Elliot, Deckart, Mignon et Dopter, Polya, Picqué et Grégoire, Borszesky (obs. 37).

Signalons encore la simple *entéro-anastomose sans résection ni extériorisation de l'anse.* C'est une opération illogique, elle laisse persister l'intoxication. On ne connaît actuellement que les cas de Rendl (obs. 31) cité par Zésas, qui n'en rapporte pas les suites, et celui de Teissier, qui fut suivi de mort.

A côté de ces opérations de fortune restent celles qui cherchent vraiment à guérir la lésion elle-même.

P. Delbet, au congrès international de chirurgie de Lisbonne, en 1906, émit l'opinion qu'on pourrait peut être faire directement une *intervention sur l'artère mésentérique.* Outre la difficulté réelle que présenterait cette opération, il faut se demander si « les symptômes de l'obli-« tération mésentérique, les phénomènes d'ileus, la diar-« rhée sanguinolente, d'ailleurs inconstante, permettraient « une intervention suffisamment précoce et s'il n'existerait « pas déjà des liaisons irrémédiables de l'intestin rendant

« inutile la désobstruction artérielle ». (P. Delbet et P. Mocquot, *Traité de chirurgie*, livre XI.)

Meissel conseille, en cas de thrombo-phlébite mésaraïque post-appendiculaire, la ligature des veines partant de l'appendice en deux ou trois paquets pour arrêter l'infection. Là aussi on pourrait dire : la ligature sera-t-elle faite assez tôt ?

Mouchet et Tschudy ont pratiqué, vu le mauvais état de leurs malades, la simple *extériorisation de l'anse*. La malade de Tschudy guérit, celle de Mouchet mourut. C'est une opération à retenir si le malade est en très mauvais état. Mais cette opération laisse persister aussi elle l'intoxication, car elle laisse persister l'occlusion. De plus on pourrait quelquefois être appelé à extérioriser des longueurs assez considérables d'intestin qu'il serait très difficile de maintenir dans le pansement.

Mauclaire, chez une femme de 65 ans, *extériorisa « l'anse infarctée », pratiqua une « entéro-anastomose latérale au bouton de Murphy et laissa extériorisées l'anse anastomosée et l'anse infarctée »*. Sa malade mourut. C'est le seul cas de la littérature où cette technique fut employée.

L'opération qui, pour nous, malgré les échecs de nos cas personnels, reste la plus logique est *l'entérectomie*, soit avec anastomose immédiate, soit avec abouchement des deux bouts à la peau. Nous la trouvons pratiquée 40 fois dans nos observations, notamment dans nos trois cas personnels.

Ce fut Elliot qui, en 1895, fit dans ces conditions la première résection intestinale avec succès, elle comprenait 1 m.30 d'intestin grêle et en Allemagne la première guérison est due à Sprengel.

Il faudra faire la résection aussi étendue que possible, dépassant largement les limites des parties lésées. Des longueurs relativement considérables de grêle peuvent en effet être enlevées sans porter préjudice au patient. Marshall

Flint s'est, à ce propos, livré à des expériences intéressantes sur des chiens. Toutefois il convient, dit-il, de ne pas dépasser 2 mètres à 2 m. 50 de grêle chez l'homme, car si les résultats immédiats de plus grandes résections sont bons il n'est pas rare de voir les maladeschez qui l'on a pratiqué des résections très étendues du grêle périr deux ou trois ans après de dénutrition progressive.

D'ailleurs le siège de l'anse réséquée doit être également pris en considération. Nagano, en 1900, a montré que les résections portant sur la partie supérieure du grêle sont plus graves que celles de la partie moyenne ou de la partie terminale. Il est rare d'ailleurs que l'infarctus dépasse 1 m. 50 à 2 mètres, auquel cas il n'est plus opérable vu l'état du sujet.

On ne doit donc pas craindre, dans les infarctus que l'on opère, de faire une résection très étendue dépassant largement les limites macroscopiquement visibles de l'infarctus.

Un autre point à éclaircir, et que malheureusement les observations parues jusqu'ici ne précisent pas, est la section mésentérique. Où a porté cette section, jusqu'où convient-il de la pousser ? Très souvent le triangle mésentérique correspondant à l'intestin infarcté présente des lésions remontant très haut. Dans nos observations personnelles la résection fut faite en tissu thrombosé, on ne put la pousser plus haut. La figure de l'une de ces pièces le montre nettement (voir fig. 2). On voit la coupe mésentérique faite au milieu de vaisseaux remplis de thrombus.

Nous pensons que souvent il a dû en être ainsi. Il serait préférable, à notre avis, lorsque la chose est possible, de pousser la résection aussi haut qu'on le pourrait, au delà des parties infarctées, pourvu qu'à cette résection corresponde une partie égale d'intestin réséqué afin de ne pas s'exposer à amener de nouveaux troubles circulatoires dans le tube intestinal. Nathan-Green réséqua ainsi le mésentère jusqu'à ce qu'il ait une saignée artérielle franche.

Une fois l'entérectomie faite, reste le traitement des deux

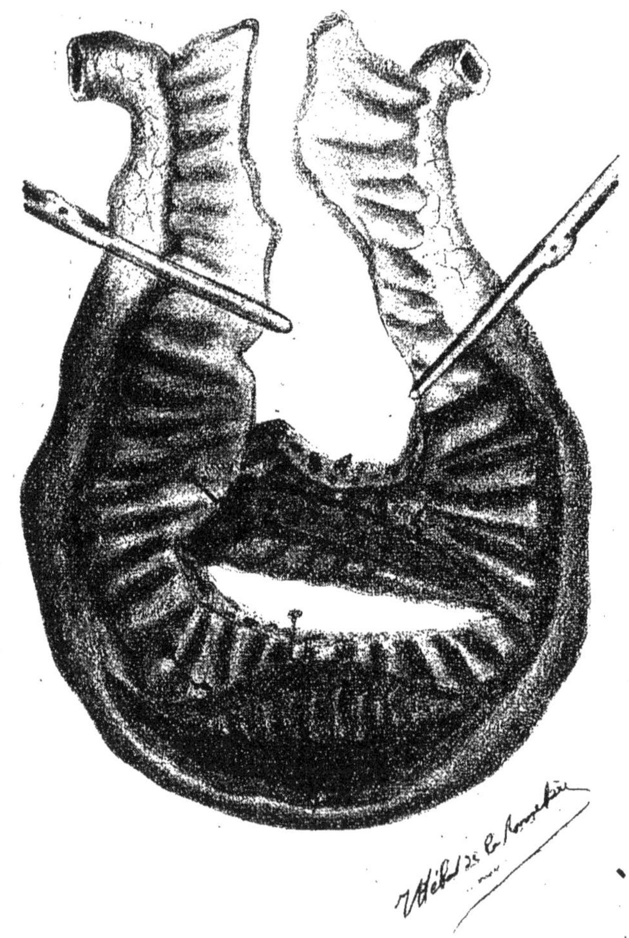

Fig. 2. — Coupe mésentérique faite au milieu de vaisseaux remplis de thrombus.

bouts intestinaux. Ou bien on fait un rapprochement immédiat termino-terminal ou plus ordinairement latéro-latéral. Zésas en rapporte 13 cas. Nous en avons trouvé 31 cas dans nos 184 observations qui ont donné 12 guérisons. Ce fut cette opération qui fut employée dans 3 de nos cas personnels. Puis l'abouchement fait, on rentre immédiatement dans le ventre, l'anse anastomosée, ou bien comme le conseille Zésas on la laisse pendant quelques jours à l'extérieur, afin de pouvoir la surveiller.

C'est évidemment l'opération idéale, puisqu'elle supprime la lésion et rétablit aussitôt le cours des matières, mais c'est une opération longue et fatigante pour un malade déjà sérieusement choqué. De plus, les sutures intestinales sont faites sur des tissus qui ont subi le contre-coup des troubles de nutrition de la partie réséquée : l'intestin en amont de la lésion est dilaté, celui en aval est au contraire aplati, il pourra en résulter des complications sérieuses.

Nous croyons, pour notre part, et c'est l'opération que nous recommandons ici pour finir, que *l'abouchement des deux bouts intestinaux à la peau* est bien préférable. Cette technique est d'ailleurs préconisée par Sprengel, Buttera-Silliti, Moynihan, Jackson, Porter et Quinby. Cette opération, disent ces derniers, ne devrait pas durer plus de 15 minutes et pourrait se faire presque sans anesthésie. De plus elle permettrait de faire des lavages chauds de sérum par les orifices intestinaux, lavages destinés à évacuer les caillots restant et à favoriser la circulation intestinale. Dans un deuxième temps seulement on pratiquerait l'entéro-anastomose.

On le voit, le choix des traitements ne manque pas. Leur pluralité indique d'ailleurs leur infériorité à combattre une lésion aussi grave. Ici comme toujours, il ne saurait y avoir de règle absolument fixe et c'est au chirurgien de juger d'après son sens clinique quelle est pour le malade qu'il opère la méthode qu'il doit appliquer.

CONCLUSIONS

—

L'infarctus hémorragique de l'intestin est une lésion anatomique bien définie résultant d'une oblitération mésentérique artérielle ou veineuse ; pouvant même par exception provenir d'une oblitération simultanée de l'artère et de la veine.

Il en résulte deux formes principales au point de vue clinique : l'infarctus artériel, que l'on appelle encore : infarctus actif, et l'infarctus veineux ou infarctus passif. On pourrait aussi les appeler : le premier infarctus artério-scléreux et l'autre infarctus infectieux. Cette dénomination rappellerait en même temps les deux grandes causes qui dominent toute l'étiologie de la lésion.

C'est par le caractère *pratiquement* terminal des artères mésentériques qu'il faut en expliquer la pathogénie : les expériences nombreuses faites à ce sujet le démontrent nettement. Mais il ne faut pas oublier que l'infarctus n'est le plus souvent qu'une manifestation *locale* d'un état *général* déjà sérieusement atteint soit par un long passé artérioscléreux ou cardiaque, soit par une infection grave. Il ne faudra pas aller chercher d'autres raisons à la mortalité si élevée de cette affection, quel que soit le traitement employé.

De symptomatologie bruyante, mais nullement spéciale, l'infarctus intestinal sera d'un diagnostic particulièrement difficile et ne sera souvent qu'une trouvaille d'autopsie ou d'opération.

Devant la symptomatologie présentée par l'infarctus nous croyons que le seul traitement rationnel est le traitement chirurgical. Et c'est à l'entérectomie, lorsque la lésion est opérable, suivie d'abouchement des deux bouts intestinaux à la peau, que nous accordons la préférence comme étant à la fois le traitement le plus logique, puisqu'il supprime, autant que faire se peut, la lésion, et aussi le moins choquant pour le malade.

OBSERVATIONS

—

Nous ne publierons dans cet ouvrage que nos observations personnelles et les observations que nous n'aurons pas vues citées dans les auteurs français.

Toutefois nous avons cru bon de répéter ici, au moins en résumé, quelques-unes de ces dernières, parce qu'elles étaient et restent, pour ainsi dire, des observations types ou parce que,à un point de vue quelconque, elles nous ont plus particulièrement servi dans notre travail.

Nous renvoyons,pour la plupart des autres, particulièrement au travail de Mauclaire et Jacoulet, paru dans les *Archives générales de Chirurgie*, du 25 avril 1908, et à la thèse de Roussel (Thèse de Paris, décembre 1905).

Observations d'infarctus par oblitération artérielle

Nous rangeons sous ce titre nos observations personnelles bien que l'on n'ait pu préciser la nature exacte de l'oblitération. Chez trois de nos malades l'autopsie ne put être faite. Chez les autres on ne put faire la dissection détaillée du mésentère. Néanmoins, vu l'aspect des lésions, la marche de la maladie, l'âge avancé de nos malades, on croit pouvoir les ranger parmi les infarctus d'oblitération artérielle.

Observation i. — *Personnelle.*

(Due à l'obligeance de M. Le Dr Brin, ainsi que les 3 qui vont suivre.)

M. X..., 74 ans.

N'a rien d'intéressant dans ses antécédents éloignés, nie toute maladie vénérienne. Buvait modérément, jamais d'alcool. Vers l'âge de 60 ans était apparue une hernie inguinale gauche pour laquelle il avait porté un bandage jusqu'à ces dernières années.

Depuis un an n'ayant plus de travail dur à faire il avait abandonné son bandage et la hernie n'avait pas reparu.

A plusieurs reprises, depuis 3 ou 4 ans il avait présenté des phénomènes d'oppression et de l'œdème passager des jambes qu'un médecin avait attribué à de l'artério-sclérose et pour lesquels il avait ordonné de l'KI.

Dans l'ensemble, le vieillard se portait bien, quand subitement, le 3 août 1908, à 4 heures du soir, il fut pris d'une douleur très violente dans le milieu du ventre. Il se coucha aussitôt, se couvrit le ventre de cataplasmes. Pendant la nuit il vomit à plusieurs reprises d'abord de la bile, puis des matières marron, probablement sanguinolentes. Il ne rendit plus un gaz. Le Dr Bouic, qui le vit le lendemain matin, devant ces symptômes et constatant un pouls à 100 et une température de 36°,8, pensa à une occlusion et me fit appeler. Je ne pus que confirmer le diagnostic. Toutefois la contracture extrême de la moitié droite du ventre me faisait craindre une perforation viscérale appendiculaire ou autre.

Opération. — Laparotomie latérale para-rectale à 5 heures du soir à ma clinique; le Dr Bouic m'assistait. Chloroforme. Aussitôt le péritoine ouvert il s'écoule un peu de liquide sanguinolent. Après écartement de l'incision, on voit immédiatement une anse rouge foncé qu'on attire au dehors. Son meso est dur, noirâtre, gaufré, très épaissi et les lésions affectent une forme triangulaire à sommet postérieur remontant jusqu'à l'insertion mésentérique. L'anse intestinale correspondante est noire, épaissie, sans contraction et sans modification de couleur sous l'application de sérum chaud dans une étendue de 0, 40 cm. environ.

Il n'y a ni étranglement, ni torsion du méso Il s'agit donc d'une thrombose, l'anse est vouée à la mortification ; *je la résèque et rétablis la continuité par anastomose latérale.* La section de l'intestin s'est faite en tissu nettement sain à 3 cm. environ de la limite très précise des régions thrombosées. La section intestinale saignait. Quant au méso, il fut sectionné d'abord en tissu sain au niveau de la section intestinale, mais les parties thrombosées remontant très près de l'insertion mésentérique je ne pus les enlever toutes et le sommet de mon V mésentérique fut taillé en région thrombosée. L'opération avait duré 1 heure 1/4.

Pendant les premières 24 heures l'état du malade sembla satisfaisant. Les vomissements avaient cessé, le pouls ne s'était pas sensiblement accéléré : 110 pulsations. Les souffrances étaient moindres, le malade avait uriné deux fois spontanément. Quand, dans la soirée du 5 août, il fut repris de vomissements noirs, incessants, qui se continuèrent jusqu'à la mort, qui arriva au milieu de la nuit. Pas d'autopsie.

Observation 2.— *Personnelle.*

M. P..., 60 ans.

Hernie scrotale droite volumineuse, difficilement réductible.

Le malade entre à Saint-Louis, et la nuit qui précède l'opération, sa hernie devient plus grosse et difficile à réduire. Le malade avec beaucoup de peine la réduit cependant vers minuit. A 2 h. 5 du matin, douleur atroce dans le ventre; refroidissement extrême. — Pouls filant, incomptable.

Température = 36. A 7 heures la parotomie — Lésions habituelles. *Résection et anastomose latéro-latérale.*

Le malade ne se remonte pas et meurt à 3 h. 50 le lendemain matin.

Il fut opéré le 16 février 1909 et mourut le 17. Pas d'autopsie.

Observation 3. — *Personnelle.*

R..., 71 ans, pêcheur, entre à l'hôpital, salle Saint-Côme, le 16 septembre 1909.

Antécédents personnels. A toujours été bien portant.

Léger alcoolisme. Exerce depuis son plus jeune âge le métier de pêcheur.

Il fut pris subitement, dans la nuit du 15 au 16, d'une douleur violente dans tout le ventre, mais surtout sensible à la partie supérieure. A d'abord été abondamment à la selle en diarrhée presque aussitôt après le commencement de cette douleur, mais depuis ce temps n'a rendu ni selles, ni gaz.

Le matin du 16 il voulut prendre un peu de café, mais le vomit aussitôt. A vomi deux fois depuis de la bile.

Examen. — A son entrée à l'hôpital, on voit un malade qui semble souffrir beaucoup dans tout le ventre. Il répond avec peine aux questions qu'on lui pose. Le pouls est petit.

Le ventre est tendu, également partout sensible à la palpation qui ne fait sentir aucune tumeur. On pense à une occlusion aiguë (par torsion ?) et on se décide à opérer aussitôt.

Opération. — *Laparotomie médiane.* — Aussitôt une anse grêle se détache nettement des anses par sa couleur noire. De la sérosité sanguinolente s'écoule de la cavité abdominale. On attire cette anse à l'extérieur, elle mesure 0,40 environ. Elle est dure, épaissie, semblable à un boudin, sans contraction, les limites avec les parties saines sont nettes. Le mésentère est lui aussi dur, épaissi, gaufré. La forme est celle d'un triangle à base intestinale et à sommet postérieur remontant jusqu'à l'attache mésentérique. On se trouve en présence d'un infarctus intestinal typique. *Résection de l'intestin et de son attache mésentérique que l'on est obligé de réséquer en tissu thrombosé* (voir figure 2). La section mésentérique ne saigne pas. *Anastomose latéro-latérale.*

Suites. — 17 septembre. Aucune selle, aucun gaz. Pouls petit, pas de vomissement. Le malade va en s'affaiblissant sans pouvoir s'alimenter, sans rendre ni selle, ni gaz, et meurt le 20 septembre.

Autopsie. — Lésions de péritonite. Légers exsudats fibrineux sur les anses d'intestin dilatées et baignant dans un liquide séro-purulent. L'examen de la suture intestinale montre celle-ci intacte, mais l'intestin sur lequel elle porte est thrombosé lui aussi. La lésion à ce moment a gagné presque tout l'intestin grêle. A l'ouverture de l'intestin il s'échappe un liquide noirâtre, qui semble être du sang. Odeur fétide. La résection portait sur une anse de grêle située à 1 m. 50 du pylore. Pas d'examen des vaisseaux mésentériques. On les sent seulement très durs sous le doigt formant comme des cordes.

Cœur. — Gros. Caillot organisé dans le ventricule gauche. Plaques d'athérôme sur la valvule mitrale et crosse aortique qui est très dure et presque entièrement calcifiée.

Reins. — Gros, le gauche présente de nombreux kystes de la grosseur d'une noisette.

Prostate. — Grosse.

Vessie. — Il n'y a pas d'urine.

Observation 4. — *Personnelle.*

Observation d'infarctus intestinal probable dans une hernie opérée pour étranglement. Cette observation a été publiée dans le texte au chapitre « Pronostic ». S'y reporter.

Observation 5. — *Tcherkovskaïa.*

F... Y..., paysan âgé de 21 ans, entre à l'hôpital se plaignant de douleurs dans le ventre et au thorax. En général, il se portait bien mais éprouvait par moment des douleurs dans le ventre. L'alcoolisme et la syphilis sont niés. Jusqu'à 17 ans, le malade a vécu au village, à la campagne, les quatre dernières années à Moscou dans les conditions les plus défavorables, en s'alimentant très défectueusement. Il est tombé malade 5 à 6 jours auparavant après avoir mangé du jambon et avoir bu de l'eau très froide. Pendant la nuit apparurent des douleurs abdominales très violentes et des vomissements. Le malade est de taille moyenne, dans un mauvais état de nutrition. Au bout de deux jours, comme on constate des phénomènes d'occlusion intestinale, le malade est passé à la section chirurgicale. Le ventre est ballonné, très douloureux ; tympanisme ; pas de matité hépatique ; on sent des anses intestinales isolées au mésogastre. Hoquet. Il rend un liquide foncé. Température = 38°. Pouls 120. Facies grippé.

Laparotomie sous anesthésie à la morphine-chloroforme-éther. Incision suivant la ligne blanche au-dessous de l'ombilic. Les intestins sont de coloration rouge foncé, distendus par les gaz et recouverts de membranes fibrineuses. Sur une étendue de 100 cm. du cæcum, l'intestin grêle sur une distance de 0,50 cm. est aplati, mou, rouge avec des taches foncées, à l'aspect marbré, la tunique séreuse s'enlève facilement ; les plaques de Peyer sont augmentées ; deux d'entre elles sont perforées. Le mésentère est tuméfié ; les ganglions sont augmentés. Les limites de l'intestin malade sont nettement marquées. *Résection de la partie gangréneuse. Suture termino-terminale des deux bouts.* En outre, on fait une *anastomose entre l'extrémité inférieure de l'iléon et l'anse sigmoïde à sa partie inférieure*. A la fin de l'opération, on place dans le rectum un drain en caoutchouc ; il sort passablement des matières liquides d'apparence normale.

Le jour suivant la température 37°8, le pouls à 110, filiforme. La connaissance est complète. Le ventre n'est pas tendu ; vomissements, hoquet. On fait un lavage d'estomac, on injecte 600 cmc. de sérum physiologique. Le soir, vers 5 heures, le malade meurt.

La partie de l'intestin réséquée longue de 0,50 cm. est molle avec des taches foncées ; la tunique muqueuse est sphacélée, de coloration verdâtre s'élevant facilement. A l'examen microscopique : nécrose complète de la muqueuse. Les villosités font complètement défaut ; la sous-muqueuse est déchiquetée ; les vaisseaux distendus. La musculeuse et la séreuse présentent relativement peu de modifications, à part les vaisseaux dilatés. Les plaques de Peyer sont augmentées ; deux d'entre elles sont perforées. Leur ensemencement donna des bacilles pyocyaniques et des coccies. Le mésentère est tuméfié, de coloration rouge foncé. Les ganglions mésentériques sont augmentés ; sous le microscope, ils présentent le tableau d'une hyperplasie aiguë. Dans la préparation des vaisseaux du mésentère, la plupart des artères se sont montrées thrombosées ; leurs parois sont irrégulièrement épaissies, par des ilôts d'une teinte blafarde. Les veines sont normales. Sous le microscope les vaisseaux thrombosés du mésentère présentent des modifications chroniques : épaississement et dégénérescence de la tunique interne, fragments nécrotiques dans la tunique moyenne, infiltrat cellulaire de toutes les couches de l'artère ; de même infiltration aiguë par les polynucléaires. Le thrombus est feuilleté, fortement adhérent à la paroi de l'artère dans quelques préparations début d'une organisation.

Même tableau pour le thrombus de la grande branche de l'artère mésentérique supérieure, avec cette différence que l'infiltration cellulaire est moins fortement prononcée.

A l'autopsie : Péritonite généralisée fibro-purulente ; stase veineuse dans les poumons ; sclérose du muscle cardiaque ; périsplénite adhésive chronique ; quantité de traces emboliques dans la rate ; stases veineuse dans les reins ; ulcérations dyphtéroïdes de l'iléon. Thrombose de l'artère mésentérique supérieure.

Observation 6. — *Personnelle.*

(Cette observation ne peut malheureusement être citée que de mémoire, le texte en ayant été perdu.)

Un homme d'une soixantaine d'années entre dans le service du Dr Monprofit pour troubles urinaires. Depuis 3 ou 4 mois, il a des hématuries parfois assez abondantes. Son teint cachectique, les douleurs qu'il ressent au niveau du rein gauche, qui paraît très hypertrophié à la palpation, font penser à un cancer du rein. Vu l'état d'affaiblissement du malade, la présence considérable d'albumine dans les urines, qui sont d'ailleurs en très petite quantité (300 à 500 grammes par jour), on s'abstient de toute intervention.

Après l'avoir gardé quelques jours en observation en chirurgie le malade est passé en médecine à la salle Saint-Clément, service de M. le Docteur Thibault.

Là, sans éliminer le diagnostic de cancer rénal, que rend très plausible l'hypertrophie du rein gauche et les hématuries persistantes, on pense plutôt avoir affaire à un artério-scléreux, comme en témoignent l'état de ses artères et la présence au cœur d'un gros souffle mitral. On le traite en conséquence.

Le malade était depuis quelques jours en traitement, sans présenter de changement dans son état, quand il est pris brusquement, vers 10 heures du soir, d'une douleur atroce dans le ventre, surtout au-dessus de l'ombilic. Il vomit aussitôt des aliments et de la bile.

On me fait alors appeler : devant les vomissements, la douleur très vive du malade, qui se tord sur son lit, je pensais à une colique néphrétique et prescrivis de la morphine et des enveloppements chauds sur le ventre.

Le malade fut tout d'abord légèrement calmé, mais les douleurs reprirent bientôt, ainsi que les vomissements.

Il mourut le lendemain dans la journée.

Autopsie. — On trouva à l'autopsie une anse grêle, longue de deux mètres environ infarctée ainsi que le mésentère correspondant.

Reins kystiques et scléreux ; le gauche présentait un kyste assez volumineux.

Observation 7. — *Ed.Boinet.*

Homme de 58 ans, alcoolique et probablement syphilitique, entre à l'hôpital pour affection cardio-aortique, et crise d'asystolie.

Un mois après son entrée : douleur abdominale soudaine subite et atroce au-dessous et à droite de l'ombilic.

Le tableau clinique ressemble à celui d'une occlusion intestinale brusque.

Plusieurs enterroragies abondantes se produisent quelques heures après le début des accidents et durent les deux jours suivants. Le deuxième jour vomissements couleur marc de café, ils persistent jusqu'à la mort.

Température rectale légèrement élevée. Vers la fin du 4e jour, les symptômes d'une péritonite septique s'accentuent et le malade meurt à 1 heure du matin.

Autopsie. — Cœur avec insuffisance et rétrécissement mitral. Aorte ascendante avec traces d'aortite végétante.

Artère mésentérique supérieure oblitérée par un caillot d'origine embolique. Veine mésentérique supérieure très dilatée et gorgée de sang noir.

Dans le côté droit de l'abdomen se trouve un infarctus de l'intestin grêle de 0,30 cm. environ.

Le mésentère correspondant est très congestionné, violacé.

A l'examen microscopique l'artère mésentérique supérieure est oblitérée par un caillot blanc, fibrineux, d'origine embolique, envoyant des prolongements dans ses branches de bifurcation.

Observation 8. — *Neumann.*

Femme de 42 ans, entre à l'hôpital le 22 février 1907 avec des signes d'occlusion intestinale.

Dans sa famille il existait un certain nombre de goitreux. Elle-même avait un goître depuis l'âge de 20 ans.

A 28 ans coliques hépatiques avec ictère qui revinrent il y a 18 ans.

Il y a 3 jours elle fut prise brusquement de douleurs violentes siègeant à gauche, avec un léger ictère. Depuis la veille arrêt complet des matières et des gaz.

L'exploration du ventre montrait dans la fosse iliaque une zone de matité ayant les dimensions de la paume de la main et présentant une sensibilité et une résistance plus accusées que partout ailleurs.

Intervention le lendemain. — Laparotomie. Anse grêle de 0,25 avec son mésentère induré. Sa teinte *livide* et son épaisseur tranchaient sur celles des anses voisines beaucoup plus colorées et plus minces. *Résection de 0 40 de grêle et anastomose des deux bouts au bouton.* On reconnut à ce moment sur la branche mésentérique un grand nombre de points infarctés correspondant à des vaisseaux thrombosés. Convalescence longue suivie de guérison complète.

Observation 9. — *Thevenot et Rey.*

V..., homme, 67 ans, entre à l'Antiquaille le 12 juin 1910 pour troubles urinaires.

A partir du 7 mars, le malade est atteint d'une orchite qui suppura.

Le 6 septembre on constate au périnée une collection fluctuante que l'on incise.

C'est pendant l'évolution de ces accidents urinaires que le malade est atteint brusquement d'accidents intestinaux.

Le 9 octobre douleur brusque et violente dans le flanc droit. Pas de vomissements, pas de selles.

Au point indiqué par le malade comme siège de la douleur maxima : masse grosse comme deux poings, assez mobile.

Température = 37° ; pouls 120.

Le malade meurt le 11 octobre, après un vomissement marc de café.

Autopsie. — A 2 mètres du pylore, anse grêle distendue, couleur lie de vin, sur une longueur de 0,50 cm., mésentère épaissi, induré, œdémateux, brun noirâtre.

Dans une des branches de l'artère mésentérique supérieure, caillot grisâtre et adhérent aux parois.

Observation 10. — *A. Reich.*

Médecin, 55 ans. Artério-scléreux, violentes douleurs abdominales subites dans la région hépatique et fosse iliaque droite qui bientôt se généralisent. Température = 38°8. Pas de sang dans les selles qui ne sont pas arrêtées complètement. On pense à une péritonite appendiculaire.

Opération. — Appendice normal. Cæcum, côlon ascendant et grande partie du grêle noir verdâtre. Fermeture du ventre. Mort.

Autopsie. — Tronc de l'artère mésentérique supérieure bouché par un caillot adhérent. On pense à une embolie plutôt qu'à une thrombose.

OBSERVATION 11. — *A. Reich.*

Homme de 69 ans. Accidents initiaux analogues.

Opération. — Ascite sanglante. Anse grêle de la partie supérieure de 1 mètre environ infarctée. Résection, anastomose latérale. Suites bonnes les 2 premiers jours. Le 3e jour, le malade se lève, fait craquer les sutures profondes et meurt 3 jours après.

OBSERVATION 12. — *A. Reich.*

Malade chez qui on fit une laparotomie pour ce que l'on croyait être un étranglement interne, et qui montra seulement des adhérences multiples sur l'anse sigmoïde et le long du grêle. On rompit les adhérences. Les phénomènes d'occlusion ne disparaissant pas, on fit une colostomie et une enterostomie sur le grêle. Mort le 7e jour.

Autopsie. — Embolie et au-dessous thrombus de l'artère mésentérique supérieure et à la partie supérieure du jéjunum anse infarctée de 0,70 à 80 cm.

OBSERVATION 13. — *Mollard et Monod.*

Femme de 53 ans entre pour perte de forces et vomissements continuels. Albuminurie notable. Prise subitement le 18 novembre de douleurs abdominales violentes dans la région sus-ombilicale. Vomissements glaireux.

Facies péritonéal. Hypothermie à 35,4.

Diagnostic. — Péritonite par perforation stomacale ou embolie mésentérique par le Dr Bérard.

Le soir vomissements sanglants. Mort 40 heures après le début des accidents.

Autopsie. — Liquide séro-hématique dans le péritoine. Intestin grêle et côlon ascendant présentent une infiltration hémorragique de la paroi ; leur cavité contient du sang. Mésentère épaissi.

L'artère mésentérique supérieure est oblitérée par un caillot qui s'engage dans l'origine des collatérales.

Observation 14. — *Gosset.*

(Publiée par Sauvé.)

Femme de 50 ans présente depuis une vingtaine d'années des troubles digestifs se produisant 9 à 10 fois par an, se traduisant par vomissements mais très passagers. Brusquement, coliques extrêmement violentes. Le premier jour la malade va encore à la selle. Hypothermie. Le deuxième jour occlusion ; c'est le diagnostic porté par Gosset, Mouchette et Gerst, mais occlusion un peu spéciale sans grand ballonnement et sans vomissements, avec un bon état général. Le diagnostic n'étant pas précis, Gosset n'intervient qu'au début du troisième jour, l'absence des gaz étant dûment constatée par lui depuis 24 heures. Il trouve une anse de 0 m. 80 infarctée dont le mésentère était comprimé par une bride épiploïque ayant déterminé une thrombose artérielle. *Résection de cette anse, entéro-anastomose à la soie.* Guérison complète. L'opération date du 21 décembre 1903 et en 1910 la malade est en parfaite santé.

Observation 15. — *Lenormant.*

(Publiée par Sauvé.)

Homme de 68 ans. Syndrome d'occlusion datant de 4 jours. Très mauvais état général. On veut faire une entérostomie, mais l'anse qui se présente est infarctée sur 0,60 ; en l'extériorisant, on a la sensation de rompre une bride et l'on constate comme un sillon d'étranglement à 0,30 du cæcum, mais le mésentère est épaissi et les vaisseaux thrombosés. *Résection de cette anse : iléo-colostomie.* Mort le troisième jour.

Observation 16. — *Shœmaker.*

Femme, E. M..., 28 ans, entre le 14 novembre 1908 à l'hôpital presbytérien pour crampes violentes sous ombilicales, vomissements verdâtres ayant débuté brusquement 24 heures avant.

Hypothermie. Pouls normal. Leucocytes 9.200. Une selle dans les dernières 24 heures.

48 heures suivantes vomissements fréquents de mucosités

aqueuses avec une teinte de bile. Pas de sang, pas d'odeur fécale. Sensibilité étendue à tout l'abdomen.

Le pouls baissait graduellement, filiforme = 96 à 112.

Une légère distension commença à se manifester. Laparotomie le 16 novembre 1908.

Légère ascite dans le péritoine. Quelques adhérences légères, des ligaments larges surtout à droite, où 7 ans avant la malade avait été opérée d'un kyste suppuré de l'ovaire.

Beaucoup d'anses de l'iléon sont distendues, noires, violettes. En démêlant ces replis, le mésentère apparaît épais, œdématié, dur, comme thrombosé. Deux bandes d'adhérences furent coupées qui semblaient obstruer l'intestin. Cette couleur des intestins occupait 5 pieds au-dessous du jejunum. *Résection de cet intestin, et anastomose immédiate.*

La malade guérit après avoir fait une fistule qui fut opérée secondairement.

OBSERVATION 17. — *Carmichael.*

Homme de 26 ans. Rhumatisme 2 ans avant. Santé générale excellente.

Le 3 septembre en rentrant de son travail, il fut pris brusquement, après avoir mangé, de crampes soudaines, et de douleurs extrêmement violentes à la région épigastrique.

On pensa en l'examinant 30 minutes après le début à une péritonite à la suite d'une perforation viscérale.

Hypothermie. Pouls rapide, filiforme. Les douleurs persistent malgré la morphine. Le lendemain, le malade est à toute extrémité quand la famille permet l'opération à laquelle jusqu'ici elle s'était opposée. Mais il était trop tard, et le malade était mort quand le chirurgien arriva.

Autopsie. — Ascite sanguinolente dans le ventre. Petit intestin tout entier du duodénum à la jonction iléo-cæcale, noir, gangréneux.

La mésentérique supérieure était bouchée entre la coliqua media et la coliqua dextra.

OBSERVATION 18. — *M. H. Richardson.*

Femme de 61 ans entre à l'Hôpital Général du Massachusetts le 25 mars 1897.

Bien portante jusqu'à il y a 5 semaines. A ce moment, enflure des chevilles, souffrances abdominales. Vomissements verdâtres. Constipation, pas de gaz.

Examen physique. — Femme bien développée. Rien au cœur. Mouvements de l'intestin visibles à l'abdomen, qui est légèrement distendu. Langue fourrée. Température = 100° F. Pouls : 110-120, faible. Diagnostic clinique : carcinome du côlon descendant.

Observation 26 mars. — Laparotomie. Masse à l'extrémité inférieure du côlon descendant, fermeture et nouvelle incision en bas et en avant de la limite costale à la crête de l'iléon. Le côlon descendant fut saisi et une suture en bourse placée sur le côlon, qui fut fixé à la peau. La tumeur, trop étendue, empêcha la résection.

Après un mois de convalescence, pendant lequel la malade se remontait peu à peu elle fut prise subitement le 24 avril de dyspnée, ses extrémités se refroidirent et elle mourut en moins d'une heure.

Autopsie. — Adéno-carcinome resserrant le côlon descendant avec suppuration du tissu rétropéritonéal voisin. Thrombus de l'aorte et de la mésentérique supérieure et infarctus de la partie initiale du petit intestin.

Dans l'aorte abdominale, une masse du volume du petit doigt peu adhérente faite de matières friables et grisâtres. A l'origine de la mésentérique supérieure, masse d'un rouge grisâtre friable.

Observation 19. — *Harrington.*

H. L..., 40 ans, tailleur de pierres, entre le 20 septembre 1902, pris la veille de violentes douleurs abdominales, nausées, vomissements.

A son arrivée, l'abdomen est distendu, sensible à la pression ; les extrémités sont froides. Les blancs = 21.000.

Opération. — Anesthésie à la cocaïne. Laparotomie. Ascite, gangrène du cæcum et côlon ascendant jusqu'au coude hépatique et de tout l'iléon. Mort sur la table.

Autopsie. — 20 septembre. — Thrombus obturant de l'artère mésentérique supérieure. Infarctus hémorragique du petit intestin et d'une portion du grand, artério-sclérose de l'aorte ; à l'intérieure de l'aorte abdominale plusieurs plaques grises, fermes.

Au commencement de l'artère mésentérique supérieure, le thrombus est charnu, rouge, très adhérent et envoie des prolongements dans les branches principales.

Observation 20. — *Greenough.*

A. M..., femme de 37 ans, entre 11 octobre 1902 à l'Hôpital Général du Massachusetts avec le diagnostic de coliques hépatiques. Avait eu, 6 ans avant, une violente attaque de douleurs abdominales pendant 3 jours.

La douleur actuelle siège à l'épigastre et dans le dos, c'est une douleur sourde.

Selles normales. Un vomissement alimentaire.

Température. = 100° F. — R. : 40. P. 120. Blancs 21.000.

Au milieu de la nuit l'état empire brusquement. Environ un quart de sang sortit par un lavement.

Opération. — Ascite dans la cavité abdominale. Petit intestin sombre partout, plusieurs taches sur le cæcum et le côlon ascendant. Mort immédiate.

Autopsie. — Embolie et thrombus de l'artère mésentérique supérieure avec gangrène du cæcum et côlon ascendant. Infarctus du petit intestin.

Grossesse à son premier état.

La masse contenue dans la mésentérique supérieure est grise, rougeâtre longue de 3 à 4 centimètres et fermant le vaisseau, elle envoie des prolongements dans les grosses branches.

Rapport bactériologique : Culture sur sérum du sang du cœur, foie et rate = *Streptocoque.*

Observation 21. — *Gannett.*

Femme, 65 ans. — Cardiaque depuis 40 ans, crises d'asystolie passagères. Entre à l'hôpital du Massachusetts en état d'asystolie légère, le 18 mars 1912 ; le 23, elle est en pleine crise. Le 24, hématémèse considérable. Elle meurt le 26 sans avoir présenté d'autres symptômes spéciaux.

Autopsie. — Artério-sclérose. Cœur dilaté. Infarctus hémorragique des poumons. Sténose de l'artère cæliaque et de l'artère mésentérique supérieure à leurs origines. Thrombus obturant de l'artère mésentérique supérieure. Muqueuse intestinale très mince, montre injection des petits vaisseaux, valvules conniventes rouge noir.

Observation 22. — *J. Minot.*

Femme, 68 ans, entre hôpital de Long-Island, 10 novembre 1903. Artério-sclérose. Paraplégie légère jambe gauche et bras gauche.

Le 11 novembre, syncope subite. Vomissement d'un fluide liquide, sombre, qui, à l'examen microscopique, montra du sang. Mort quelques instants après.

Autopsie. — Hypertrophie du cœur. Dans le 1/3 inférieur de l'iléon, 0,30 cm. de grêle sont infarctés. L'aorte est dilatée, remplie de plaques calcifiées. 7 cm. au-dessus de l'artère cæliaque, deux régions espacées de 1 cm. environ pleines de caillots adhérents. Examen microscopique des artères de l'intestin infarcté les montre fermées presque complètement, quelques thrombus s'y trouvent.

Observation 23. — *Fitz.*

Femme B. J..., 54 ans. Hôpital Général Massachusetts, 24 janvier 1903. A eu 11 enfants, le dernier il y a 15 ans. Il y a deux semaines, douleur très vive hypocondre droit, vomit presque aussitôt après, puis toute la matinée. Vomissements verdâtres. Selles régulières. Amélioration pendant 6 jours.

Seconde attaque. Douleur continua avec des hauts et des bas jusqu'à maintenant. Vomissements tous les jours de la semaine d'avant son entrée. Dans le 1/4 inférieur droit de l'abdomen sensibilité marquée et résistance à la palpation. Dans l'abdomen inférieur, masse sensible à la palpation allongée transversalement. Température = 102° F. Diagnostic = Endocardite aiguë.

24 janvier. — Analyse du sang. Hémoglobine 90 0/0. Blancs 20.200.

25 janvier. — Analyse des urines. Albumine. Cylindres hyalins.

26 janvier. — Blancs 28.400.

27 janvier. — Température monte. Pouls s'élève. Mort le soir.

Autopsie. — Endocardite de la mitrale. Rétrécissement aortique. Cœur dilaté. Embolie et thrombus des branches de l'artère mésentérique supérieure. Cæcum, iléon sur 1 mètre, et côlon ascendant infarctés. Thrombose d'une grande branche de la veine grande mésaraïque. Les limites entre l'intestin sain et l'intestin infarctés vont en decrescendo petit à petit.

Observation 24. — *Mitchell.*

G. W... Homme, 41 ans, admis à l'hôpital de Johns Hopkins le 18 juillet 1900.

Syndrome d'occlusion. Très grande douleur abdominale, surtout à gauche de l'abdomen, depuis 2 jours.

Pouls petit. Le Dr Mitchell fit le diagnostic de thrombose mésentérique.

Opération. — Laparotomie. Ascite sanguinolente dans le ventre. Un repli du petit intestin très distendu, noir, bleu. On attira ce repli. Section du mésentère. Les veines saignent, les artères ne donnent pas. On ne peut déterminer le siège exact de l'anse infarctée.

Résection très étendue de cette anse et abouchement des deux bouts à la peau. Mort.

Pas d'autopsie. — Culture du liquide péritonéal stérile.

Observation 25. — *Osler.*

D. B... Homme de 52 ans admis dans les salles médicales le 13 octobre 1898.

Gonorrhée deux fois. *Syphilis.* Grand buveur. Avait été 4 fois à l'hôpital pour aortite avec insuffisance mitrale et artério-sclérose.

Depuis deux semaines asystolie légère.

Quelques jours avant le 28 octobre se plaint de douleurs abdominales surtout localisées à l'hypocondre droit.

Le 28, douleur soudaine et vive dans l'abdomen. 5 selles diarrhéiques.

Le 29. Abdomen très sensible et distendu. Grande nervosité. 2 selles. Pas de sang. Pas de vomissement.

Le 30 octobre. Mort.

Autopsie. — Artério-sclérose. Hypertrophie du cœur.

Thrombus dans l'artère mésentérique supérieure. Infarctus de l'intestin. Péritonite aiguë. Ascite dans la cavité péritonéale. L'intestin infarcté occupe tout le jéjunum, iléon, cæcum, côlon ascendant, et partie du transverse. L'intestin est couvert de dépôts fibreux.

Observation 26. — *C. A. Porter.*

G. D... Femme, 76 ans, entre le 21 avril 1902, prise soudainement, il y a huit jours, d'une peine violente à l'épigastre. Le 20 avril, nouvelle douleur courant transversalement au-dessus de l'épigastre. Vomissements. Selle normale le soir.

Le Dr Cushmann, appelé, donna de la morphine.

La douleur et les nausées continuèrent.

Opération. — Laparotomie le lendemain soir.

Cæcum vert sombre et entouré d'épiploon adhérent. Mort immédiate.

Autopsie. — L'artère mésentérique supérieure sur une longueur de 6 pouces était fermée par une masse thrombosique rouge. L'intestin grêle était rouge noir. Les parois du cæcum et du côlon ascendant vert sale.

Observation 27. — *C. A. Porter.*

Homme de 47 ans. Electricien, entre à l'hôpital général du Massachusetts le 8 janvier 1904.

Aortique et artério-scléreux, est pris depuis 3 mois de temps en temps de petites crises d'angine de poitrine.

Se fait opérer, malgré son mauvais état, d'hémorroïdes.

Quelques jours après l'opération est pris d'une douleur violente dans le ventre, vomit. L'abdomen se distend.

Vu l'âge de l'individu, les lésions aortiques qu'il présente, la soudaineté de la douleur avec la distension et la sensibilité de l'abdomen, on posa le diagnostic : embolisme mésentérique et, malgré l'état précaire du sujet, on résolut d'opérer.

Opération. — Laparotomie. Toute la masse intestinale violacée, paralysée, distendue. Dans le mésentère on pouvait sentir l'artère mésentérique supérieure dure comme une corde. Une partie du mésentère fut coupée, les veines seules saignèrent. L'examen du morceau coupé montra les parois artérielles très épaissies.

Autopsie refusée.

Observation 28. — *Withington.*

D. L... Homme de 47 ans, entre le 30 mai 1898. Meurt le 17 juin 1898.

Néphrite chronique, ascite et cœur dilaté.

Autopsie. — Artério-sclérose générale. Dilatation du cœur. Néphrite chronique diffuse. Congestion chronique passive du foie et de la rate. Atélectasie du poumon. Thrombus des branches de l'artère mésentérique supérieure.

Observation 29. — *H. Jackson.*

P. C... Homme de 39 ans, entre le 28 septembre. Meurt le 8 octobre. Vieille myocardite et endocardite. Asystolie actuelle.

Leucocytose 20.400.

Le 8 octobre il eut une douleur soudaine à l'épigastre, vomit du sang, s'affaissa et mourut.

Autopsie. — Péritonite aiguë. Embolus des artères mésentériques, vieil infarctus de la rate, infarctus de l'intestin. Hypertrophie du cœur. Hydrothorax.

Observation 30. — *Ames.*

C. E... Homme de 44 ans, entre à Boston Hospital le 6 août 1901 : Meurt le 14. — Souffrait du cœur. Dyspnée, souffrances dans le pied. Blancs : 19.600. Maux de tête. Hémorragie sous-cutanée de la jambe gauche.

Meurt le 14 sans signes du ventre.

Autopsie. — Thrombose de l'artère pulmonaire, embolus de l'artère rénale gauche, des deux iliaques, de la mésentérique supérieure, de l'hépatique, splénique, carotide gauche. Infarctus de la rate et des reins. Infarctus de l'intestin du duodénum au coude splénique.

Observation 31. — *Rendl.*

(Citée par Zésas.)

Homme qui, après un taxis énergique d'une hernie droite, se présenta un mois plus tard en état d'occlusion.

La laparotomie ne montra aucune strangulation, mais le grêle très dilaté, et un morceau d'intestin d'une longueur de 0 m. 10 cm. rigide et couvert de dépôts fibrineux. Les limites entre l'intestin sain et l'intestin malade sont très tranchées. — Entéro-anastomose sans résection. Suites ignorées.

Observation 32. — *Romberg.*

(Citée par Zésas.)

Homme de 25 ans. Maux de tête. Brûlures à l'estomac, tombe malade après ses repas : vomissements, selles liquides sanguinolentes. Artério-sclérose marquée des artères périphériques.

Opéré à la suite de manifestations péritonéales, on trouva une longue anse de grêle enflammée, infarctée.

A l'autopsie, artério-sclérose très avancée des artères intestinales.

Observation 33. — *Wilm.*

(Citée par Zésas.)

Femme âgée, cardiaque, ayant une grosse insuffisance mitrale, fut amputée de la jambe droite pour gangrène. Quelques semaines après se plaint tout d'un coup, pendant la visite, de fortes douleurs dans le ventre. Perte de connaissance pendant un quart d'heure. Puis 7 selles sans sang eurent lieu après dans l'espace de 2 heures. Puis arrêt des selles et des gaz, ballonnement du ventre, vomissements. Mort le 3e jour.

Le tronc de l'artère mésentérique supérieure était bouché par un embolus.

Observation 34. — *Drozda.*

(Citée par Zésas.)

Homme de 22 ans, qui, à la suite d'une attaque de rhumatisme articulaire aigu, fit de l'endocardite de la mitrale. Hémiplégie. Puis selles diarrhéiques, qui, dès le commencement, sentent très mauvais et qui durent 2 jours. Deux jours après, enterrorragies et exitus le 6e jour.

Autopsie. — Ascite sanguinolente dans la cavité du ventre. Infarctus de la rate et des reins. La muqueuse du côlon ascendant présente une infiltration hémorragique diffuse de même la muqueuse du côlon descendant et transverse. Infarctus hémorragique plus net de la partie terminale de l'iléon. Dans le tronc de la mésentérique supérieure un caillot fortement adhérent situé après la quatrième branche jéjunale de l'artère. Contenu purulent à l'intérieur du caillot.

Observation 35. — *Karcher.*

(Citée par Zésas.)

Cardiaque avec fort rétrécissement mitral. Embolie poplitée. Présente tout d'un coup une enterroragie abondante, qui ne pouvait être attribuée ni à une maladie de l'intestin même, ni à un défaut de circulation dans le système porte. Collapsus avec baisse de température, douleurs dans le bas ventre se manifestant sous forme de coliques très violentes, surtout sous-ombilicales.

Diagnostic : Embolie de l'artère mésentérique supérieure. Ce diagnostic fut vérifié à l'autopsie.

Chose surprenante, le patient survécut encore presque deux mois.

Observation 36. — *Lothrop.*

(Citée par Zésas.)

Homme de 40 ans. Pris subitement de vomissements et de diarrhée sanguinolentes.

Laparotomie. Ascite sanguine dans la péritoine. Anses grêles rouge foncé. Rien pour expliqur l'engorgement del'intestin. Mort 12 heures après. — *Autopsie.* — Insuffisance mitrale. Embolie de l'artère mésentérique supérieure près de l'artère iléo-colique. Infarcissement d'une partie de l'intestin.

Observation 37. — *Borzesky.*

(Citée par Zésas.)

Homme de 54 ans, pris tout à coup d'une violente douleur dans le ventre, suivie quelque temps après d'une selle sanguine. Ventre enflé et douloureux, principalement dans la région de la fosse iliaque droite.

Au bout de deux jours, syndrome d'occlusion. Vomissements. Hypothermie. Résistance de la paroi au niveau de la fosse iliaque droite. On fait le diagnostic d'invagination.

Laparotomie. — Anse de grêle bleue rouge foncé. En essayant de détacher les anses du grêle agglutinées, on produit, une déchirure. Anus contre nature. Mort le lendemain.

Autopsie. — La partie infarctée comprend deux mètres de grêle. Dans l'artère mésentérique supérieure, à 8 cm. de l'aorte, se trouve une embolie bouchant toute la lumière. Insuffisance et sténose mitrale.

Obervation 38. — *Haagen.*

(Citée par Zésas.)

Femme de 37 ans. Prise tout à coup de fortes douleurs dans l'abdomen unies à des vomissements fréquents. Pas de selles, pas de gaz.

Température = 37°,5. Pouls 80. Le ventre peu tendu. A gauche du nombril on sent une tumeur en forme de boudin, très douloureuse au toucher.

Selle sanguine le lendemain. Augmentation du météorisme.

Laparotomie.— Dans la cavité du ventre ascite sanguinolente. La main pénétrant dans le ventre sent à gauche une tumeur en forme de saucisse qu'on attire vers l'extérieur et qui semble appartenir au jéjunum. Dans une longueur d'environ 20 à 30 cm., la paroi de l'intestin apparaît teintée d'un rouge bleu, dure et doublée d'épaisseur. Le mésentère correspondant présentant la forme d'un triangle à base intestinale est également thrombosé. La séreuse de l'intestin est mate.

Résection de l'intestin malade et anastomose latéro-latérale.

La malade guérit après opération d'une fistule qui s'était formée secondairement.

Observation 39. — *Whipple.*

(Citée par Zésas.)

Homme de 48 ans atteint de mal de Bright ressent depuis 3 jours des douleurs dans le ventre. Vomissements. Aucune selle. Météorisme. Occlusion.

Laparotomie. — Liquide sanguinolent dans la cavité péritonéale. Intestin grêle foncé et congestionné. Entérostomie. Mort.

Autopsie. — Anse de grêle longue de 38 pouces infarctée. Les branches principales de l'artère mésentérique supérieure gonflées et pleines de caillots.

Observation 40. — *Sievers.*

Femme de 56 ans. 3 enfants, dont une fausse couche. Atteinte d'essoufflement et soignée pour son cœur.

Est prise subitement, en allant à la selle, de douleurs violentes dans le ventre. Vomissements, arrêt des gaz. Ballonnement du ventre, sensibilité diffuse de tout l'abdomen.

Ténesme marqué sans évacuation de matières. Mort 29 heures après le début.

Autopsie. — Dans l'artère mésentérique supérieure, immédiatement après sa sortie de l'aorte, embolie d'une longueur de 6 cm. intestins rouges, congestionnés à 1 mètre du pylore jusqu'à 0,70 cm. au-dessus de la valvule de Bauhin. N'étaient absolument sains que le duodénum, le jéjunum jusqu'à 1 mètre sous le pylore et le côlon descendant.

Observation 41. — *Fischer.*

E. B..., 57 ans, déménageur, entré le 17 février 1903 à l'hôpital allemand.

Depuis 12 jours le patient ressent subitement des douleurs à l'hypocondre droit avec forte diarrhée. Le 1er jour il eut jusqu'à 12 selles. Cette diarrhée dura 4 ou 5 jours et fut suivie d'une constipation opiniâtre.

Le 22 février le tympanisme du ventre est très prononcé. Le patient se plaint de douleurs à droite du nombril. Température = 101°,8 F.

23 février, augmentation de l'enflure de l'abdomen, forte dyspnée.

Laparotomie. — Ascite sanguinolente dans la cavité péritonéale, à peu près 150 à 200 cm. Anse d'intestin dans la partie inférieure de l'abdomen bleu noir, couverte de plaques de fibrine. On arrive après léger décollage de l'intestin à une perforation de la grosseur d'un pois d'où s'échappent des gaz et des matières. Tous les intestins sont très gonflés et infarctés dans leur plus grande totalité. Mésentère très épaissi.

La lumière de l'intestin est remplie de sang. — Vu l'état du patient et l'étendue des lésions, on referme sans rien faire.

Mort 7 heures après l'opération.

Autopsie. — Tout le grêle, sauf le duodénum et la partie initiale du jéjunum, est gangréné. Pas de ligne de démarcation nette entre les parties malades et les parties saines. Les parois du petit intestin sont épaissies, imbibées de sang.

Cœur hypertrophié et dilaté. Le tronc de l'artère mésentérique supérieure est obstrué par un thrombus rouge, adhérent. L'artère mésentérique inférieure contient également un thrombus de 1 cm. de long.

Observation 42. — *Radonicic.*

A. M..., 64 ans, maçon, entre le 10 mars 1908.

Début de la maladie il y a deux ans par des digestions pénibles suivies de nausées, douleurs à l'estomac, sensibles à la pression.

Gêne respiratoire depuis 1908, qui le forçait à garder la position assise. L'abdomen se gonfla, la respiration devint plus pénible. Ethylisme avoué.

Soigné à la clinique pour son cœur. Traitement : digitale, strophantus. Amélioration.

Le 3 avril 1908. Ce malade, jusque-là très calme, est pris subitement d'agitation. Il se plaint tout haut. Perte complète du sentiment, se couche dans son lit en chien de fusil. Pas de gaz ni selle.

Cet état s'aggrave le lendemain, on sent aux environs du nombril une rangée de bosses de la grandeur d'un œuf. La palpation est très difficile, car très pénible pour le malade.

Mort le lendemain, à une heure du matin, après avoir évacué une petite quantité de matières.

Autopsie. —Faite par le Dr Pommer.

Péritonite fibreuse avec commencement de nécrose de tout l'intestin grêle avec obstruction thrombosique de l'artère mésentérique supérieure.

Observation 43. — *Stieda.*

Jeune médecin âgé de 34 ans. Syphilitique. Fit usage durant les 6 dernières années d'une grande quantité d'alcool.

Le patient fut transporté le soir à la clinique chirurgicale, alors que l'après-midi de ce même jour il allait à pied à la clinique nerveuse se faire faire une injection de Salvarsan.

Il se plaignait depuis 3 jours de douleurs dans le ventre qui augmentaient sans cesse et l'obligèrent à se faire de grandes doses de morphine.

Etant à la clinique nerveuse il fut pris de vomissements fécaloïdes et eut une élévation de température à 39°.

L'abdomen se gonfla d'une façon énorme. Nombreuses nausées. Pouls 130. Extrémités froides. Température = 39°6.

On pensa à une occlusion avec perforation intestinale ou encore à une stricture syphilitique de l'intestin.

Laparotomie. — Liquide sanguin dans la cavité péritonéale. Anses d'intestin noires bleues. Fermeture du ventre. Mort.

Autopsie par le Dr Stoltzenberg. Fermeture complète de l'artère mésentérique supérieure, probablement syphilitique, directement à sa sortie de l'aorte. Le thrombus s'étendait jusque dans les plus fines branches. Péritonite diffuse. Intestin foncé du jéjunum jusqu'au cæcum.

Observations d'infarctus par oblitération veineuse.

Observation 44. — *Tschudy.*

Apparition d'ileus après appendicectomie à fond, trois jours après l'opération. A la laparotomie on trouva tout le cæcum transformé en un boudin cylindrique de la grosseur d'un bras d'enfant dur, et de couleur rouge bleuâtre.

Vu l'état du malade on se contenta *d'extérioriser l'intestin malade du reste de la cavité abdominale* et de le séparer des autres intestins par des tampons de gaze.

Les veines partant du cæcum étaient dures, remplies de thrombus.

Quelques heures après l'opération, l'intestin reprit ses fonctions. A partir de là la convalescence ne fut pas troublée.

Observation 45. — *Bradford.*

Homme de 21 ans. Douleurs dans l'abdomen depuis 8 jours. Légère diarrhée. Vomissements fécaloïdes. Du côté du cæcum, masse indécise à la palpation.

Diagnostic. Occlusion.

Laparotomie le 9e jour. Exitus aussitôt après l'opération.

Autopsie. — Intestin foncé, rougeâtre, enflammé. Anse infarctée de 18 pouces de long. Mésentère correspondant épaissi. Veine mésentérique supérieure bouchée par un amas de thrombus anciens envoyant des ramifications plus récentes dans la veine porte jusqu'au hile du foie.

Observation 46. — *Greenough.*

Homme de 56 ans, charpentier, entre à l'Hôpital général du Massachusetts le 8 décembre 1903.

A toujours été vigoureux. Attaque de paralysie 2 mois avant son entrée. Ethylique.

Il y a deux mois commence a être constipé, avec des douleurs abdominales constantes.

Pris, il y a deux jours, de vomissements et d'une douleur vive dans le ventre. Pas de selles depuis.

A l'examen : abdomen tendu, tympanitique, sauf dans les flancs, sensible partout.

Le 18 décembre. Température = 96°4 F. Pouls 100. Blancs = 6.000.

Opération. — 18 décembre. Anse grêle noire, infarctée.

Résection. — *Drainage à l'extérieur des bouts* intestinaux isolés du ventre par des compresses.

Mort dans la nuit.

L'examen de la pièce enlevée montre les veines mésentériques remplies de thrombus. — Pas d'autopsie.

Observation 47. — *Munro et Nichols.*

Homme, 17 ans. Entre à Boston-Hospital, le 22 juillet 1901. A eu il y a un an des souffrances violentes dans l'abdomen, qui durèrent 5 jours.

La maladie actuelle remonte au 18 juillet, où, après avoir bu plusieurs verres d'eau glacée, il eut le lendemain une souffrance abdominale vive surtout à droite.

A eu plusieurs frissons depuis. Vomissements, quelques selles aqueuses.

Opération le 22 juillet. — Appendicectomie avec drainage.

23 juillet. — La température monte. Très grande sensibilité hépatique.

26 juillet. — Blancs = 10.200. Liquide fétide et purulent sortant de la place.

29 juillet. — Frisson. 2 vomissements. 2e opération.

Le pus continue à s'écouler les jours suivants, le malade s'affaiblit et meurt le 15 août.

Autopsie. — Péritonite adhésive localisée. Abcès autour du cæcum. Thrombose de la veine mésentérique et de ses branches. Infarctus de la rate et ulcères sur le côlon.

Observation 48 (résumée). — *P. Thorndike.*

Nègre de 21 ans, entre à Boston City Hospital le 2 septembre 1902.

Antécédents. — A eu 4 ou 5 attaques de gonorrhée, la dernière il y a un an. Nie la syphilis. Avait eu l'été dernier une douleur épigastrique aiguë qui avait duré 24 heures.

Maladie actuelle. — Malaise la semaine dernière.

Il y a 5 jours : Coliques. Frisson. Fièvre. Souffrance abdominale générale. Un vomissement.

Selles normales à la suite d'une médecine.

Examen. — Muscles droits rigides. Tympanisme sauf à gauche de l'ombilic où il existe une surface mate s'étendant jusqu'à la fosse iliaque gauche. Cette surface est très sensible et est très contracturée.

3 septembre. — Lavement légèrement teinté.

4 septembre. — Les douleurs abdominales s'accroissent.

Opération. — Laparotomie médiane : Il s'écoule une légère sérosité. Le petit intestin est flasque. Le côlon est distendu. On sent au-dessous des intestins une masse dure et ferme. La couleur de l'intestin est plus sombre que la normale. Le réseau veineux s'y dessine nettement en lignes fines et sombres. Dans le mésentère les veines élargies apparaissent thrombosées. Pas de surface de nécrose. Le mésentère est énormément épaissi ; il a 2 ou 3 pouces de section. Devant l'étendue des lésions généralisées à presque tout l'intestin on referma sans rien faire.

Le malade mourut le 10 septembre.

Autopsie. — 1° Glandes mésentériques très élargies forment la masse et lui donnent un caractère noueux. Estomac très dilaté, intestins sombres partout. L'artère mésentérique supérieure et ses branches sont libres. L'intestin contient une matière goudronneuse. Diagnostic anatomique : infarctus intestinal.

2° Pyléphlébite suppurative du système porte supérieure. Infarctus du foie.

Observation 49. — *C. A. Porter.*

Femme de 64 ans. Entrée à l'hôpital général du Massachusetts le 17 février 1904.

Opérée de hernie ombilicale étranglée. Petit abcès dans la plaie ouvert quelques jours après.

Le 11 mars elle tombe en syncope. Refroidissement des extrémités. Eprouve un peu de mieux par la digitale.

Après une semaine elle meurt ayant, quelques heures avant sa mort, eu un vomissement de matières brunâtres qu'un examen ultérieur montra être du sang.

Autopsie. — 23 mars. Thrombose de la veine porte avec infarctus hémorragique du petit intestin. La cavité péritonéale contient un fluide rougeâtre. L'intestin grêle présente des parois d'une couleur noirâtre. La séparation des parties malades et des parties saines est brusque. Le mésentère n'a pas de changement de couleur, mais est très épaissi. Les veines par places sont très sensibles. Rien sur le gros intestin. L'intérieur du grêle contient une grande quantité de matières noirâtres et semi-fluides.

En coupant la veine porte on la trouve distendue et fermée par une masse large, fibrineuse, d'environ 0,10 cm., adhérente par places à l'intima et qui envoie des ramifications dans les branches principales. Une grande branche de la veine mésentérique supérieure est distendue et fermée par un caillot noirâtre. La veine mésentérique inférieure semble libre.

Les artères sont libres.

Une culture du caillot de la veine porte a montré un bacille en forme de coli.

Il semble, dans ce cas, que la thrombose primaire se soit formée dans la veine porte. Il est impossible d'en expliquer l'origine.

Observation 50. — *D. Bloodgood.*

Homme, 52 ans. Il y a 3 semaines, peine abdominale violente et soudaine, région ombilicale, vomissements. Puis légère rémission, et, quelques jours avant son entrée, douleur très vive avec vomissement. Pas de selles, pas de gaz depuis ce jour, vomissements continuels. A l'examen. Température = 100° F. Pouls 72. Respiration 24. Abdomen distendu.

Traitement.— Sous l'éther grosse masse mobile sentie à droite. C'était l'omentum adhérent aux replis du petit intestin. On coupe cette masse. Une anse du grêle était gangrénée. *Extériorisation de cette anse et drainage des 2 bouts par drain.* Mort 3 jours après.

Autopsie. — Veine mésaraïque et ses branches fermées jusqu'à la boucle gangréneuse par des thrombus.

La partie inférieure du jéjunum et le commencement de l'iléon sont infarctés.

Observation 51. — *C. A. Porter.*

Femme de 38 ans. Diarrhée chronique depuis 3 ou 4 ans,

3 enfants ; le dernier il y a 5 semaines. Avait été soignée 3 ans pour phlébite après un accouchement.

Maladie actuelle. — A ressenti une douleur sourde à l'hypocondre droit il y a 4 jours.

La veille de son entrée à l'hôpital (25 janvier 1899), un vomissement. Selles normales. Accroissement progressif de la douleur. Douleur très violente le jour de son entrée.

Examen. — Température = 98°, 6 F. Pouls 80. Respiration, 23. Leucocytose 50.200.

Femme ayant le facies péritonéal. Abdomen distendu surtout à gauche, tympanitique. Douleur très marquée autour de l'ombilic. Matité dans la fosse iliaque gauche, aucun péristaltisme à l'auscultation.

Opération. — Laparotomie médiane. Environ 500 cmc. de sérum trouble légèrement teinté s'échappa de la cavité abdominale. Culture en fut stérile. En rétractant le droit gauche une anse d'intestin d'une couleur sombre apparut. En aval : ligne brusque de démarcation. En amont changement progressif des parties malades aux parties saines. Mésentère épaissi jusqu'à deux fois de son épaisseur normale.

Cordes indurées à son intérieur. Les veines étaient thrombosées, car on sentait battre les artères. *Résection de l'intestin malade et du cour mésentérique correspondant.* A la section du mésentère, les artères jaillirent, les veines furent trouvées pleines de thrombus. Extériorisation des deux bouts à la peau. Mort dans la journée.

Autopsie. — Veine porte et ses branches, dures au toucher et remplies de sang coagulé. Une partie de la veine porte fut trouvée fermée par un caillot charnu, adhérent. Le reste du jéjunum est infarcté.

OBSERVATION 52. — *Codmann.*

H. S..., âgé de 55 ans, entre le 21 octobre 1909 à l'hôpital général de Massachusetts.

Début de la maladie actuelle par des souffrances abdominales sourdes il y a 3 semaines, continuant depuis avec des exacerbations de temps en temps assez violentes pour faire mettre en double le malade.

Selles quotidiennes jusqu'à il y a 3 jours avant son entrée

Température = 99° F. Pouls, 108°. Respiration, 24. Blancs 35.000.

Le deuxième jour après son entrée : Blancs 2.2000. Température variant entre 99 et 100° F.

Dans la nuit du 21 au 22, 3 attaques de douleur de 5 à 10 minutes.

Le matin du 23, soudain, après un lavement, douleur violente dans l'hypocondre gauche avec paroxysmes tous les 1/4 d'heure.

Opération. — Laparotomie exploratrice. Liquide sanguin dans la cavité péritonéale. Deux anses du petit intestin rouge noir, donnant l'impression nette de gangrène hémorragique. Lignes de démarcation pas très nettes en amont et en aval. *Résection de l'intestin malade et du mésentère. Anastomose termino-terminale avec l'anneau de Harrington.* Guérison. La leucocytose baissa après l'opération à 9000.

L'examen de la portion d'intestin enlevée montra qu'il s'agissait d'une thrombose des veines. Examen du liquide péritonéal, quelques bacilles inconnus.

OBSERVATION 53. — *Scoot Schley.*

(Malade du Dr JANEVRAY.)

Homme de 42 ans, entre à Saint Lukes Hospital le 23 décembre 1910.

Etat abdominal grave. Début brusque 24 heures avant par douleur aiguë au travers de la partie supérieure de l'abdomen. Vomissements ; occlusion.

Opération. — 55 cm. de grêle infarctés rouge noir. Une section des artères mésentériques correspondantes montre celles-ci saines. Les veines sont thrombosées.

Résection, anastomose des 2 bouts et guérison.

OBSERVATION 54. — *Nathan W. Green*

(Citée par SCOOT SCHLEY.)

W. A. H., femme de 43 ans. Professeur. Pas d'antécédents pathologiques.

Douleur violente, après enterroragie venue alors qu'elle était en bonne santé, se localisant à droite de l'ombilic. Douleur très violente. Syncope. Vomissement.

Opération 16 heures après le début. — 2 m. 1/2 environ d'intestin grêle présentant les lésions habituelles. Résection, anastomose au bouton ; guérison.

Examen de la pièce. — Veines remplies de thrombus, dont quelques-uns commencent à s'organiser, comme en témoignent les nombreuses fibres conjonctives qu'ils renferment.

Observation 55. — *Jackson.*

Homme de 65 ans. Maladie du cœur. Attaques d'angor-pectoris. Début brusque par une douleur abdominale violente. Rémission de 4 jours. Diarrhée abondante, puis arrêt brusque des selles. Le compte des globules blancs atteint 13.400. Il dure ainsi 8 jours, avec des alternatives de haut et de bas, et meurt. Glycosurie.

Autopsie.— La plus grande partie de l'iléon est rouge bleuâtre, parois épaissies, infiltrées de sang. Les veines mésentériques correspondantes sont remplies de thrombus. Hypertrophie du cœur. Myocardite légère. Plaques d'athérome sur l'aorte.

Observation 56. — *Fitz.*

Homme de 25 ans. Ayant présenté des symptômes d'une cirrhose atrophique avec ascite, perte graduelle des forces. Mort.

Autopsie.— Thrombose des veines : porte, mésentérique, supérieure et splénique. Cavité péritonéale avec ascite. Simple rougissement marqué de la muqueuse intestinale.

Observation 57. — *Mauclaire.*

Florentine P..., 65 ans, entre le 8 novembre 1907 à l'Hôpital Dubois.

Début de la maladie il y a 8 jours par de vives douleurs abdominales.

Constipation depuis 6 jours.

Depuis deux jours, vomissements alimentaires et bilieux. Le jour de l'entrée. Température. = 38°3. Pouls 94.

Météorisme abdominal marqué. Tympanisme généralisé. Ventre douloureux. Rien aux touchers rectal et vaginal.

9 novembre Etat général aggravé. Température = 38°. Pouls 125. Extrémités froides : Vomissements noirâtres marc de café.

Diagnostic. — Occlusion intestinale aiguë. Intervention. Laparotomie, liquide sanguinolent dans la cavité péritonéale. Une anse du jéjunor-iléo longue de o m. 3o cm. est de coloration rouge, vineuse, à paroi très épaissie. Mésentère correspondant épaissi ; veines thrombosées donnent la sensation de cordes.

Entéro-anastomose au bouton de Murphy. Extériorisation de l'anse intestinale anastomosée et de l'anse infarctée. Mort le jour même.

Pas d'autopsie.

Observation 58. — *Gerster.*

(Citée par Mauclaire et Jacoulet.)

J. C..., 24 ans. Début de la maladie 36 heures. Frissons. Vomissements. Douleurs à la fosse iliaque droite. Entrée à l'Hôpital le 26 avril 1902.

La température = 102° 4 F à l'entrée. Pouls 104. Crise nette appendiculaire.

Diagnostic. — Appendicite. Thrombose mésentérique probable.

Opération. — Laparotomie : appendice pre-cæcal noirâtre. Veines du mésentère contenant des caillots purulents. Appendicectomie. Veines de l'angle inférieur du mésentère incisées et drainées.

Amélioration rapide. Guérison.

Observation 59. — *Gerster.*

(Citée par Mauclaire et Jacoulet.)

Isaac G..., 27 ans, presseur. Depuis 36 heures se plaint de crampes abdominales répétées, avec vomissements et frissons.

9 décembre. — Etat général grave. Contracture abdominale, surtout à droite.

Température = 104° F. Pouls 82.

Diagnostic : appendicite aiguë ; péritonite.

Laparotomie : appendice latéro-cæcal perforé. Mésentère thrombosé, infiltré de pus. Veines incisées curettées, drainées.

Guérison rapide.

Observation 60. — *Solieri.*

Jeune fille de 18 ans, entre hôpital 1er novembre 1904 pour douleurs abdominales.

Pouls à 140, petit. Température = 36° 5. Mauvais aspect général. Vomissements verdâtres avec des stries de sang. Constipation.

Dans ses antécédents on note des troubles gastriques accentués.

Aussi le diagnostic porté est-il : perforation d'un ulcère stomacal ayant amené une péritonite généralisée.

Mort sans intervention.

Autopsie. — Cavité péritonéale contient un litre de liquide séro-hématique. Presque tout le grêle : coloration rouge vineux, sur deux mètres au-dessous du duodénum on note des lésions de gangrène.

Les veines mésentériques correspondantes sont thrombosées. Pas d'adhérences, pas de péritonite. Thrombose des veines porte et splénique.

Sur la face postérieure de l'estomac existe un ulcère non perforé.

Observation 61. — *Laroyenne.*

(Citée par Mauclaire et Jacoulet.)

Malade de 70 ans porteur d'une hernie étranglée depuis 12 heures. A l'opération on trouve le cæcum et une anse grêle peu altérés : l'étranglement n'est du reste pas serré. Mais une anse intestinale intra-abdominale amenée au dehors présente une coloration noirâtre sphacélique ; épanchement hématique dans l'abdomen ; épanchement citrin dans le sac.

Drainage abdominal ; mort dans la nuit.

Observation 62. — *Von Baracz.*

Homme de 25 ans, opéré d'une hernie inguinale droite étranglée.

A la laparotomie on trouva en outre une anse grêle infarctée sur une longueur de 3 mètres. Les veines sont remplies de thrombus probablement post-herniaires.

Résection de 3 m. 30 d'intestin. Iléo-colostomie termino-terminale. Mort le troisième jour.

Observation 63. — *Lecène.*

Femme de 53 ans. Début par violentes coliques sans vomissements. L'occlusion n'est complète que le quatrième jour. La palpation décèle dans le flanc gauche une tumeur dure mal délimitée.

Anses grêles infarctées. Résection de 1 m. 30 de grêle. Entéro-anastomose termino-terminale très rapide au bouton. Fermeture de la paroi en un plan. Mort 36 heures après. Les coupes histologiques montrèrent qu'il s'agissait d'une thrombo-phlébite, avec artères perméables.

Observation 64. — *Korte.*

Médecin qui, à la suite d'une grippe intense, présenta brusquement tous les symptômes de l'occlusion.

Opéré pour cette lésion, on trouva à la laparotomie une anse grêle infarctée par thrombo-phlébite. Résection de l'anse et abouchement des deux bouts à la peau. Mort.

Observation 65. — *Lerat et Cleret.*

Femme de 39 ans.

A eu une fausse couche, il y a deux mois, suivie de curettage.

Présente depuis 15 jours des symptômes d'occlusion incomplète. Douleurs lombaires violentes. Mœlenas.

Laparotomie. Résection par Chaput de 0 m. 75 d'intestin grêle infarctés par thrombo-phlébite. Abouchement des deux bouts à la peau. Mort.

Observation 66 (résumée). — *Picot.*

P..., âgé de 26 ans. Homme vigoureux. Rien de particulier dans ses antécédents, sauf courte crise de douleurs abdominales, dont il a souffert étant soldat.

Fut pris dans la matinée du 12 novembre 1907 d'une violente douleur dans l'abdomen, pour laquelle un confrère fait une injection de morphine. M. le Dr L. Wartmann, qui voit le malade peu après, le trouve à ce moment calme, un peu somnolent : il avait de la diarrhée, souffrait par moment d'étreintes intestinales et avait eu un léger vomissement peu auparavant ; la langue est très saburrale, pas de fièvre ; rien de spécial à la palpation abdominale ; Wartmann constate en particulier l'absence totale de douleur au point de Mac-Burney ; pas de défense abdominale, pas de ballonnement intestinal.

Le 13 les douleurs ont entièrement disparu, la langue est encore chargée ; état un peu nauséeux.

Huile de ricin, 30,0.

Le 14 la purgation a agi sans incident : alimentation liquide, repos au lit.

Amélioration les jours suivants.

Le 18. Reprise violente des douleurs localisées cette fois au niveau de la vésicule biliaire : Diagnostic : colique hépatique. Morphine. Cessation immédiate des douleurs.

Le 19. Nouvelle crise. Même traitement. Même soulagement, mais beaucoup moins long.

Depuis ce jour les crises douloureuses se rapprochent de plus en plus, toujours exactement au même point. Quand on demande au malade d'en indiquer le siège, c'est invariablement sur la région vésiculaire qu'il pose le doigt. Apyrexie presque complète. Une seule fois le thermomètre = 38°. Pas de constipation, à peine un ou deux vomissements.

Douleurs de plus en plus violentes.

Laparotomie exploratrice pour calculs vésiculaires ; on trouve une gangrène intestinale étendue ! On s'abstient de toute intervention.

Mort dans la nuit.

Autopsie. — Anses intestinales au-dessous de l'appendice xyphoïde sont tuméfiées et d'une coloration rouge foncé un peu violacé. Mésentère épaissi et hyperémié, côlon un peu gonflé jusqu'à l'S iliaque.

La cavité du bassin renferme 40 cmc. d'un liquide hémorragique et un caillot contenant des bulles gazeuses.

Foie non hypertrophié. Vésicule : pas de calculs. Rate hypertrophiée.

En extrayant de la cavité abdominale l'intestin grêle, on constate au-dessus de la courbure duodéno-jéjunale la présence dans les veinules mésentériques de thrombus qui s'étendent dans la séreuse intestinale encore peu modifiée, mais à 0,20 cm. au-dessous de cette courbure la paroi intestinale commence à présenter une rougeur accentuée qui passe bientôt à une véritable infiltration hémorragique. L'infarctus intestinal occupe une longueur un peu inférieure à 3 mètres.

Les thrombus remplissent les veines mésentériques.

Le tronc de la veine mésentérique supérieure contient le prolongement d'un thrombus ancien de la veine rénale.

Mésentère épaissi par les veines thrombosées et par l'infiltration hémorragique.

L'appendice est collé sur l'intestin par des adhérences fibreuses. Sa cavité renferme un mucus grisâtre. Sa muqueuse est fortement tuméfiée et hyperémiée.

Observation 67. — *Boinet.*

Malade de 60 ans. Artério-scléreux.

Diarrhée fétide, abondante, rebelle, résistant à tout traitement. Meurt de cachexie au bout de quelques jours.

Autopsie. — Sur plusieurs points de l'intestin jéjunum, anses grêles, côlon, plaques ulcéreuses offrant au centre un magma putrilagineux, gangreneux, jaunâtre.

Les veines mésentériques correspondant aux portions gangrenées sont noirâtres, dilatées, gorgées de caillots ou thrombosées, et les anses intestinales voisines sont parsemées de plaques violacées, de sugillations hémorragiques, dont les dimensions oscillent entre les dimensions d'une pièce de 1 et 2 francs.

Observation 68. — *Leclerc et Cotte.*

Homme de 47 ans, entré le 7 décembre 1910 à la salle Saint-Bruno, avec le diagnostic de coliques hépatiques. Sujet depuis 18 ans à des coliques analogues.

Début de la crise actuelle la veille par une douleur abdominale violente.

Le lendemain vomissements.

A l'entrée : douleurs très violentes, prédominance au niveau de l'hypocondre droit.

Après un semblant d'amélioration, reprise plus violente des symptômes, qui font penser à une péritonite généralisée à point de départ appendiculaire.

Opération (Dr Poncet). — Laparotomie. Cæcum et appendice sains. Teinte pâle, grisâtre. La portion tout à fait terminale de l'iléon a une teinte rouge noirâtre sur 5 à 6 centimètres.

L'intestin qui précède immédiatement la fin de l'iléon est complètement sphacélé. Il frappe surtout par sa coloration blanc jaunâtre rappelant tout à fait celle du mastic et par sa minceur considérable.

Ablation de tout l'intestin sphacélé. Section du mésentère en tissu malade. Anastomose iléo-colique au bouton. Mort douze heures après.

A la coupe les veines mésentériques sont toutes thrombosées.

A l'examen histologique : les branches terminales des vaisseaux destinés à l'intestin présentent des lésions tout à fait caractéristiques, mais dans toute l'épaisseur du méso il n'existe aucune trace d'infarctus. Sur les petites artères intestinales, lésions d'endartérite qui ne vont pas jusqu'à l'oblitération. Quant aux veines, lésions d'endophlébite avec la plupart : caillot adhérent.

Observation 69. — *Burgess.*

Homme de 65 ans, pris brutalement de diarrhée et de douleur dans l'abdomen gauche.

Le lendemain, signes d'occlusion intestinale.

Le 3e jour, le malade peut vaquer à ses occupations.

Le 4e jour, demi-coma qui augmente jusqu'au 7e jour. Température = 39°. Mort le 8e jour.

Diagnostic hésitant entre intoxication, typhoïde, méningite cérébro-spinale, coma diabétique ou anémique.

Autopsie. — Foie cirrhotique atrophique, veine mésentérique supérieure obturée par thrombus jusqu'à l'embouchure de la veine splénique. Deux anses intestinales sphacélées. Cavité abdominale contenait 150 gr. de liquide.

Observation 70. — *A. Reich.*

Homme de 62 ans. Constipation opiniâtre depuis deux ans ; pris il y a 15 jours de douleurs abdominales allant crescendo. Depuis 8 jours arrêt stercoral complet. Depuis 4 jours vomissements. Amené à la clinique chirurgicale de Tubingue, il se présente avec un ventre ballonné, des extrémités froides. On pense à une occlusion par cancer et à une péritonite terminale. Mort sans intervention.

Autopsie. — Ascite hématique. Grêle dilaté partout ; paroi épaissie, violacée, infiltrée de sang. Même aspect sur le gros intestin. Angle splénique enserré dans des adhérences. Veines mésentériques remplies de caillots jusqu'aux terminaisons intestinales. Troncs veineux et veine porte pas thrombosés.

Observations d'infarctus par oblitération à la fois artérielle et veineuse.

OBSERVATION 71. — *Taylor.*

Enfant de 5 ans. Violentes et brusques douleurs abdominales. Vomissements. Mort 18 heures après le début.

Autopsie. — Intestin coloré en rouge dans sa totalité, rempli de sang. Epanchement sanglant, cavité péritonéale. Thrombose de l'artère et de la veine mésentérique supérieures.

OBSERVATION 72. — *Sprengel.*

Homme de 38 ans. Douleurs subites abdominales, violentes pendant son travail. Vomissements. Cet état persiste 4 jours. Amélioration de un jour. Puis nouvelle aggravation. Pas de selle depuis le début.

Abdomen distendu. Météorisme marqué au niveau de la région ombilicale.

Diagnostic : Iléus fin de l'iléon.

Opération. — Après ouverture du ventre. Ascite brunâtre, trouble dans la cavité péritonéale. Anse de grêle présentant des lésions de gangrène caractéristiques. Longueur = 10 centimètres, siège à 35 centimètres de la valvule de Bauhin. Mésentère correspondant thrombosé ne saignant pas à la coupe. *Résection de l'anse et abouchement des deux bouts à la peau.* Guérison. Il est difficile de savoir si l'oblitération occupe les deux ordres de vaisseaux.

OBSERVATION 73. — *Niederstein.*

Femme de 25 ans. Crises d'éclampsie.

Nuit suivante de son arrivée : accouchement.

Quatre jours après, violentes douleurs à droite de l'abdomen.

Douleur va en augmentant. Le ventre se ballonne. Pouls petit. Température : 38°2. Météorisme abdominal, à droite, sous le foie un peu de résistance. Selles liquides avec lavement.

Vomissements fécaloïdes le lendemain. Température = 39. On se décide à intervenir.

Opération. — A la *laparotomie*, existence dans l'abdomen d'une certaine quantité de liquide séro-purulent. Coloration blanchâtre du cæcum tranchant sur les autres anses intestinales enflammées. Fermeture du ventre. Mort le lendemain.

Autopsie. — Partie inférieure du grêle avait un aspect qui tranchait complètement avec celui de la portion supérieure. Coloration rouge brunâtre ou blanc grisâtre, parois partout épaissies et infiltrées. Dans le tronc mésentérique supérieur, à un ou deux doigts au-dessus de l'angle iléo-cæcal : embolus obturant complètement le vaisseau.

La portion du cæcum située au-dessous avait des parois affaissées, pâles et très minces. Vaisseaux correspondants : oblitération artérielle et thrombose veineuse.

Observation 74. — *E. Parmentier et E. Chabrol.*

Homme de 54 ans. Ethylique et saturnin, entre à l'hôpital, salle Lorain, le 25 décembre 1907.

Pris brusquement après déjeuner d'une violente douleur dans le bas ventre, douleur comparable à un coup de couteau. Vomissement. Selle faite de matières noirâtres après un lavement. Souffrances non apaisées par les piqûres de morphine.

A l'examen. Paroi contracturée, douleur diffuse arrachant des cris au malade et empêchant toute palpation.

Une légère percussion montrait un son tympanitique généralisé. Disparition presque complète de la matité du foie. Pas d'émission d'urine depuis la veille au soir.

Température = 38,5.

Malade meurt le lendemain de son entrée.

Autopsie. — Intestin grêle doublé de volume. Pas de liquide dans la cavité péritonéale.

L'anse sigmoïde a l'apparence d'un gros boudin. Consistance ferme. Le diamètre n'est guère modifié. Démarcation nettement tranchée avec les parties saines à l'intérieur bouillie noirâtre.

L'artère mésentérique inférieure au niveau où se détache le tronc commun des artères sigmoïdes présente une forte plaque calcaire qui rétrécit d'autant la lumière du vaisseau. La calcification se poursuit sur une longueur de 2 cm. En plusieurs points, des sigmoïdes, les parois sont tellement épaissies et le calibre tellement réduit que la lumière est à peu près virtuelle.

Le mésocôlon correspondant est injecté de sang très dilaté, son épaisseur a doublé, on sent entre ces deux feuillets des cordons indurés correspondant les uns à de grosses veines dilatées remplies de caillots noirâtres, les autres à des branches artérielles.

Il existe donc une thrombose par athérome des artères sigmoïdes et une thrombose des veines correspondantes.

Examen microscopique. — Artères et veines du mésocôlon et de l'intestin remarquables par l'épaississement de leurs parois et oblitérées par des thrombus.

Observation 75. — *Traversier.*

(Publiée par Taravellier.)

Femme 54 ans. Entre hôpital de Grenoble 4 novembre 1906. Rétrécissement mitral. Hémiplégie droite, aphasie. En traitement depuis 10 jours. quand soudain : ventre se ballonne, est douloureux à la palpation. Température = 36°, 8. Pouls petit = 110. Vomissements nombreux. Selles diarrhéiques, dont une sanguinolente.

Mort le 19 novembre. Avant de mourir, nouvelle, enterorragie.

Autopsie. — Intestin distendu, coloration violacée et paraît gorgé de sang. Cet aspect s'étend à l'intestin grêle tout entier jusqu'au côlon ascendant.

Sur une branche de la mésentérique supérieure, présence d'un caillot assez volumineux noirâtre. Sur les veines, présence de thrombus petits, rouge foncé et adhérents.

Observation 76. — *Grosskurth.*

Voici le compte rendu de l'autopsie d'après Zésas :

Intestin grêle en entier avec son mésentère présente les lésions de l'infarctus hémorragique. L'infarcissement atteint son plus haut degré à la partie inférieure du jéjunum, les parties supérieures sont claires, molles et œdématiées. L'artère mésentérique supérieure après la naissance de l'artère pancréatrio-duodénale est fermée par un thrombus rouge foncé très adhérent et envoyant des ramifications dans les artères du jéjunum. De même le tronc de la veine mésaraïque et ses branches principales sont fermés par des thrombus.

Observation 77. — *C. B. Porter.*

Homme 64 ans entre à l'hôpital du Massachusetts le 30 octobre 1901. 3 jours avant brusque et violente douleur à droite de l'ombilic. Diarrhée. Le 1er jour de son entrée: nausées, vomissements. Météorisme. Pas de selles depuis deux jours. Température = 100° F. Pouls = 80. A gauche du nombril surface mate de la grandeur d'un dollar. Blancs 24.000.

Opération. — Laparotomie. Liquide libre clair dans le ventre, anse de grêle rouge noire. Mésentère épaissi ne saignant pas à la coupe. *Résection de l'anse et anastomose bout à bout.* Mort 3 jours après.

Examen microscopique du mésentère. — Artères et veines remplies de thrombus. Lésions atteignant surtout les artères dont le revêtement intérieur était épaissi par places.

Autopsie. — Lésions de gangrène avaient gagné les autres parties de l'intestin. Tout autour de la suture, le boyau était vert et gangréneux. — Culture du liquide péritonéal = croissance pas nette.

Observation 78. — *Smith.*

A. M..., 45 ans, maçon ; entré à l'infirmerie royale de Bristol le 5 février 1906, se plaignant de l'abdomen et ayant des nausées. Bonne santé antérieure. 16 jours avant son admission, pendant son travail, il ressentit des douleurs vives dans le ventre. Cependant il continua pendant 2 heures. Le lendemain, il se trouva mieux, mangea du porc, puis eut à nouveau des douleurs sus-ombilicales. Il vomit et s'alita. Un médecin consulté prescrivit de la morphine et la diète liquide. Depuis il eut des vomissements journaliers. Selle 4 jours avant son entrée.

6 février. — Faciès anxieux et pâle, langue moite, fourrée. Pas de distension abdominale. Le pouls est régulier, lent. La température est de 106 F° = 39°. Le lendemain, la température est de 97° F ; le pouls est bon, mais les douleurs sont violentes. Il vomit des mucosités verdâtres. Un lavement qui lui fut administré ramena des matières moitié solides sans sang. Examen du

rectum = négatif. Le lendemain il allait moins bien, le surlendemain aussi. On l'opère ce jour.

Opération. — A l'ouverture on croit à un volvulus, le petit intestin est distendu, de couleur violacée et tacheté de taches bleues et rouge sombre. Ces lésions existent sur 3 pieds de l'iléon. Pas de torsion, pas de lien. On pensa à une thrombose mésentérique d'autant qu'il n'existait aucune ligne nette de démarcation entre l'intestin sain et l'intestin malade. On n'a pas senti de cordes thrombosées. Ni le mésentère, ni l'intestin ne sont épaissis. La distension est peu marquée. On hésita entre la résection et l'anus artificiel. Devant les signes de propagation aux replis voisins, on jugea *toute opération nuisible.*

Son état s'aggrava et il mourut 3 mois après le début des symptômes initiaux.

Autopsie. — Coloration étendue à tout l'intestin grêle. Dans le mésentère, thrombose des vaisseaux. Artère mésentérique supérieure bouchée par thrombus de 10 cm. s'étendant dans les collatérales. La partie supérieure du caillot est ferme, la partie inférieure plus molle. Les veines mésentériques sont thrombosées aussi. Pas de lésions cardiaques, rien dans les autres organes. Pas d'athérome sur les artères.

BIBLIOGRAPHIE

Revues Françaises.

Poirier et Charpy. — Anatomie humaine. Angéiologie.
L. Testut. — Anatomie humaine.
Sappey. — Anatomie humaine. Angéiologie.
Balthazard-Macaigne. — Pathologie interne, t. II. Artério-sclérose. Athérome.
Forgue. — Précis de pathologie externe.
Le Dentu et P. Delbet. — Nouveau traité de chirurgie.
a) Guinard. — Affections de l'abdomen.
b) Jaboulay et Patel. — Hernies.
c) P. Delbet et P. Mocquot. — Affections chirurgicales des artères.
d) Launay. — Maladies des veines.
e) Chavannaz et Guyot. — Maladies du pancréas, rate et mésentère.
f) Michel Gangolphe. — Maladies de l'œsophage (Ruptures spontanées, page 38).
Desprez. — *Bull. et Mémoires de la Société Anatomique* (Paris, 1834, page 136). Thrombose de l'artère mésentérique.
Hartmann. — Chirurgie de l'intestin.
R. Roussel. — Infarctus hémorragique de l'intestin consécutif aux thrombo-phlébites mésaraïques (Thèse de Paris, 1905, 13 décembre).
Mazoux. — Trombose de l'aorte (Thèse de Paris, 1905, 6 avril).
C. Lévêque. — Kystes sanguins mésentériques et rétro-péritonéaux (Thèse de Paris, 1911).
E. Lévêque. — De l'occlusion intestinale par les rotations de l'intestin (Thèse de Paris, 1885, 24 avril).

E. Bérard. — Hématomes du mésentère (Thèse de Paris, 1888, 8 novembre).

E. Bassinot. — Occlusion par torsion totale du mésentère (Thèse de Paris, 1899).

Taravellier. — Contribution à l'étude de l'oblitération des vaisseaux mésentériques (Thèse de Lyon, avril 1911).

Morisset. — Embolie artérielle mésentérique (Thèse de Bordeaux, 1907).

Lagane. — Les artérites intestinales (Thèse de Paris, 1912).

Boucly. — Des lésions intestinales consécutives à la thrombose de la veine porte ou de ses branches d'origine (Thèse de Paris, 1894).

Jacoulet. — Infarctus hémorragique de l'intestin (*Gazette des Hôpitaux*, n° 121, 13 octobre 1909).

Brunswick-le-Bihan. — Occlusion intestinale par torsion double du mésentère. *XXIIe Congrès de l'Association française de Chirurgie* (Paris, 4-9 octobre 1909).

Mériel. — Infarctus hémorragique de l'intestin grêle (*la Province médicale*, 1909, t. XXII, n° 14, 3 avril).

Auvray, Legueu, Soulignoux, Mauclaire. — Un nouveau cas d'infarctus hémorragique de l'intestin par thrombose veineuse mésentérique (*Société de Chirurgie de Paris*, 1909, 27 janvier).

Patel. — Infarctus hémorragique de l'intestin grêle (*Société de Chirurgie de Lyon*, 19 mai 1910).

Lardennois et Okinczyc. — Véritable terminaison de l'artère mésentérique supérieure. Déduction pathologique (*Bulletins et Mém. de la Société anat. de Paris*, n° 1, janvier 1910).

Latarjet. — Notes d'anatomie sur l'intestin grêle et le mésentère (*Lyon chirurgical*, n° 2, février 1910).

Pauchet. — Occlusion des vaisseaux mésentériques (*la Clinique*, n° 29, 21 juillet 1911).

Prat et Boisseau. — Infarctus de l'intestin par oblitération de la veine mésentérique supérieure (*Bulletins et Mémoires de la Société de Médecine et de Climatologie de Nice*, 5 mai 1911, t. XXXIV, n° 5, 1er juin 1911).

Leclerc et Cotte. — Oblitération des vaisseaux mésentériques (*Lyon chirurgical*, 1er mai 1911).

Souligoux et Lagane. — Sur le mode de terminaison fonctionnellement anastomotique des branches de l'artère mésentérique supérieure (*Société de Biologie de Paris*, 24 décembre 1910).

Boinet. — Infarctus hémorragique de l'intestin (*Académie de Médecine de Paris*, 16 janvier 1912, n° 3).

Thévenot et Rey. — Thrombose de l'artère mésentériques supérieure simulant une tumeur abdominale (*Archives générales de Chirurgie*, n° 11, 25 novembre 1911).

Villandre et Gatellier. — Les artères mésentériques (*le Progrès médical*, n° 51, 23 décembre 1911).

Gallavardin. — *Lyon médical*, 1900.

Gallavardin. — Embolies et thromboses mésentériques (août 1901, *Gazette des hôpitaux*).

Lerat et Cleret. — Thrombo-phlébite mésentérique (*Bull. et Mémoires Société anat.*, 1910, p. 776).

Letulle et Lagane. — Apoplexie intestinale, thrombo-artérites syphilitiques multiples (*Bull. et Mémoires Société Anat.*, 1911, p. 149).

P. Lecène. — Infarctus hémorragique de l'intestin grêle par thrombose mésentérique (*Bull. et Mémoires Société Anat.*, 1911, p. 291).

Touraine et Macé de l'Epinay. — Thrombose des artères mésentériques (*Bull. et Mémoires Société anat.*, juin 1908).

Lagane. — Contribution à l'étude expérimentale de l'oblitération des artères mésentériques (*Comptes rendus de la Société de Biologie*, Paris, 1910, p. 565).

Leclerc. — Embolie mésentérique supérieure (*Lyon médical*, 1905, n° 3).

Claisse et Abrami. — Embolie mésentérique (*Société médicale des hôpitaux*, avril 1905).

Hoffmann. — Lésions vasculaires dans l'appendicite (*Presse médicale*, 1906).

Mollard. — Embolie mésentérique supérieure (*Lyon médical*, 1907, 20 janvier).

Piery et Dumas. — Embolie mésentérique supérieure (*Province médicale*, 1907, 21 décembre).

Cheinisse. — Artério-sclérose intestinale (*Semaine médicale*, 11 décembre 1907).

LÉCÈNE. — Les tumeurs malignes primitives du grêle (Résections de mésentère), 1904.

PARMENTIER et CHABOL. — Infarctus hémorragique de l'anse sigmoïde (*Archives des maladies du tube digestif*, février 1908).

MAUCLAIRE et JACOULET. — Infarctus hémorragique de l'intestin (*Archives générales de Chirurgie*, 1908, 25 mars, 25 avril.

AUVRAY. — Infarctus hémorragique de l'intestin par thrombose veineuse (*Société de Chirurgie*, 1909, 21 janvier).

SAUVÉ. — De l'oblitération des vaisseaux mésentériques (*Journal de Chirurgie*, novembre 1910).

LAGANE. — L'artério-sclérose intestinale (*le Progrès médical*, 21 octobre 1911).

LŒPER. — Les crises intestinales des aortiques (*le Progrès médical*, 1910, 10 décembre).

PATEL. — Résection intestinale pour infarctus (*Lyon chirurgical*, 1er juillet 1910, tome IV, n° 1).

MOUCHET. — Thrombose et embolie mésentérique (*Presse médicale*, 1904).

MIGNON et DOPTER. — *Presse médicale*, 1904, 29 octobre.

BRUNNER. — *Presse médicale*, 1907, page 445.

BASSET et CARRÉ. — *Société de Biologie*, 1907, 15 février.

ADENOT. — Thrombose de l'artère mésentérique inférieure et gangrène du côlon (*Revue de Médecine*, 1890).

HIRTZ et JOSUÉ. — Thrombo-phlébite de la veine porte et des veines mésaraïques (*Société médicale des Hôpit.*, 1900).

LAROYENNE. — *Gazette des Hôpitaux*, 1907.

CHATIN ET CHÈZE. — A propos d'un cas d'embolie de l'artère mésentérique (*Lyon médical*, 1908).

JACOULET. — L'Infarctus hémorragique de l'intestin (*Gazette des Hôpitaux*, 1909).

BOURQUET. — Embolie de l'artère mésentérique supérieure et de l'artère splénique (*Montpellier médical*, 1908).

CHUQUET. — Thrombose d'une des branches de la grande veine mésaraïque (*Bullet. de la Société anatomique*, 1878).

LAVERAN. — Un cas d'embolie de l'artère mésentérique supérieure (*Archiv. de Médec. et de Pharm. militaires*, Paris, 1887).

LAPOINTE. — Torsion du cordon spermatique et l'infarctus hémorragique du testicule, 1904.

MOLIÈRE. — De l'embolie des artères mésentériques (*Lyon médical*, 1871).

PILLIET. — Thrombose de la veine mésentérique (*Bulletin et Mémoires Société anatomique*, 1889).

Revues Allemandes.

Traducteur : M. *Wachter*, interprète de la Maison Bessonneau, Angers.

NIEDERSTEIN. — Troubles circulatoires du mésentère (*Deutsche Zeitschrift für Chirurgie*, 1909, t. XCVII, 5-6 mars).

RADONICIC. — Contribution au diagnostic de l'infarctus de l'intestin consécutive à l'oblitération de l'artère mésentérique supérieure (*Medizinische Klinik*, 1908, t. IV, n° 52, 27 décembre).

POMMER. — Contribution à l'étude des lésions anatomique et microscopique dans l'infarctus intestinal (*Wirchows Archiv. für patholog. Anatomie und physiol. und für klinisch. Medizin*, t. CC, 1er juin 1910).

RADONICIC. — Embolie de l'artère mésentérique (*Société de Médecine d'Innsbrück*, 20 nov. 1909).

BOLOGNESI.— L'oblitération expérimentale des vaisseaux mésentériques et la cause de quelques sténoses intestinales (*Zentralblatt für Chirurgie*, n° 48, 27 nov. 1909).

KUSTER. — Connaissons-nous des symptômes prémonitoires de la thrombose et de l'embolie (*Zentralblatt für Gynækologie*, n° 43, 28 oct. 1911).

KUSTER. — Il n'existe pas de symptômes prémonitoires de la thrombose et de l'embolie fournis par le pouls et la température (*Zeitschrift für Geburtshielfe und Gynækologie*, 1911).

STIEDA. — Thrombose des artères mésentériques (*Société de Médecine de Halle sur Saale*, 11 janv. 1911).

HERXHEIMER. — Infarctus hémorragique de l'intestin grêle. Brûlure de l'estomac (*Société des Médecins de Wiesbaden*, 1er nov. 1911).

SIEWERS. — Embolie mésentérique (*Berlin. klinisch. Wochensch.*, février 1902).

LINDNER. — Thrombose et embolie mésentérique (*Berlin. klinisch. Wochensch.*, 1905, t. XIII).

REITTER. — Embolie mésentérique supérieure (*Munch. med. Wochensch.*, 1905, page 221).

EDELMANN. — Embolies mésentériques (*Pest.Med.Chirur.Presse*, Buda-Pesth, 1906).

NOGANO. — Résections intestinales (*Beitr. zur klinischen Chir.*, 1900, page 431).

KUKULA. — Grandes résections intestinales (*Archiv. für klin. Chirurgie*, Bd., LX, 1900).

MEISEL. — Appendicite et thrombo-phlébite (*Congrès des Chirurgiens Allemands*, 1904).

ZESAS. — Thrombose et embolie des vaisseaux mésentériques (*Centralblatt für die Greuzgeb. der Med. und Chirur.*, Iéna, 1910).

PERUTZ. — Ueber abdominale artério-sclérose und verwandle Zustande (*Munch. med. Wochen.*, 1907, 28 mai et 4 juin).

JAQUET. — Zur symptômes der abdomin. artério-sclérose (*Correspond. Blätter für Schweiz. Aerzte*, 1906, 1er et 15 août).

NEUMANN. — Signes et traitement de la thrombose des veines mésentériques (*Deutsche medizinische Wochenschrift*, 26 août 1909).

POSNER. — Perméabilité aux microbes de la paroi intestinale (*Berliner klinische Wochensch.*, 1900, septembre).

PAYR. — Appendicite et embolie de l'estomac (*Munch. med. Wochenschrift*, 1905, 25 avril).

MARECK. — Artères mésentériques (*Deutsche Zeitschrift für Chirurgie*, 1908, page 174).

HAAGEN. — Thrombose mésentérique traitée opératoirement et guérie (*Deutsche Zeitsch. für Chir.*, 1908, février page 65).

ALTMANN. — Un cas d'infarctus hémorragique (*Wirchows Archiv.*, 1890, Bd., CXVII).

AUFRECHT. — Un cas d'embolie de l'artère mésentérique supérieure (*Deutsche Archiv. für klinische Medizin*, 1912, Bd., LXXII).

DECKART. — (*Mitteilungen aus dem Greuzge. der Med. und Chirurg.*, 1900, Bd., V).

Mathes. — Infarctus anémique et hémorragique de l'intestin (*Medizinische klinik*, 1906).

Sprengel. — Zur pathologie der zirkulations storungen im Gebiete der mesenterialge fasse (*Arch. fur klin. Chirur.*, 1902).

Schredl. — Ueber ein fall von thrombose des mesenterialvenen (*Wiener klin. Rundschau*, 1909, n° 11).

Fischer. — Thromb. mésenter. (*Medizinische Monatschrift*, 1905, p. 185).

A. Reich. — 4 cas d'oblitér. mésenter. (*Beiträge zur klinischen Chirur.*, 1913, LXXXVIII).

Litten. — Ueber die Folgen der Verschlusses der art. més. sup. (*Virchow's Arch.*, 1875, Bd., LXIII).

Revues anglaises et américaines.

Traducteur : M. le Chanoine Marchand, professeur à l'Université d'Angers.

Carmichoel. — Embolie de l'artère mésentérique supérieure (*The Journal of the American Medical. Associat.*, t. LIV, 26 février 1910).

Codmann. — Cas de thrombose mésentérique, résection de l'intestin (*The Boston Medic. and Surgical Journal*, 17 mars 1910).

Schœmaker. — Relation d'un cas de résection de 5 pieds d'intestin à la suite de thrombose de mésentère (*New-York Journal*, 4 décembre 1909).

Wakefield. — Thrombose du mésentère suivie de gangrène de l'intestin (*The Journal of the american Médical Associat.*, 1911, 14 octobre).

Green. — Thrombose mésentérique avec résection de 2 d'intestin grêle, guérison (*St-Luke Medic. and Surgic. Reports*, tome III, 1911).

Strathers. — Hémorragie intrapéritonéale suite d'endocardite et d'embolie mésentérique (*Edimbourg Medical Journal*).

Priestley Leech. — Thrombose mésentérique (*Edimbourg med. Journal*, t. VIII, 1898).

Monro et Workmann. — Thrombose mésentérique (*Glasgow Med. chirur. Journal*, octobre 1900).

Richards. — Thrombose mésentérique (*Brit. Med. Journal London*, t. II, 1905 p. 1151).

Mac Pherson. — Thrombose mésentérique (*Brit. Med. Journal London*, t. II, 1905, p. 830).

Smith. — Thrombose et embolie mésentérique (*Bristol Medical Chirur. Journal*, 1916, t. XXIV, page 216).

Rodger. — Embol. mésentérique cérébrale et fémorale (*Brit. Med. Journal*, 1907, t. I, p. 810).

H. D. Collins. — Troubles circulatoires des vaisseaux mésentériques (*New-York Med. Journal*, 1911, 10 juin).

J. Jackson, C. Porter et W. Quinby. — Mesenteric Embolism and Thromb. Study of 214 cases (*The Journal of the american Medical Association*, 4 juin ; 2, 9 et 16 juillet 1904)

Lembert et Coley. — Embolie mésentérique supérieure (*Médical News*, septembre 1903).

Councilmann. — Trois cas d'occlusion de l'artère mésentérique supérieure (*Boston med.and surg. journal*, 1894).

Elliot. — Opérativ. relief of gangrene of intestine (*Annals of Surgery*, janvier 1895).

Marshall Flint. — Résultats éloignés des grandes résections du grêle (*Bulletin of the Johns Hopkins Hospital*, 1er mai 1912).

Noland et Watson. — Embolie et thrombose de l'artère mésentérique supérieure (*Annals of Surgery*, octobre 1913).

Burgess. — Un cas de thrombose de la veine mésentérique supérieure (*The Dublin Journ. of med.*, février 1911).

Revues diverses.

Tchérkovskoia. — Un cas d'infarctus hémorragique de l'intestin grêle à l'hôpital Catherine, à Moscou (*Chirourguia*, Revue russe, t. XXX, n° 180, décembre 1911. **Traducteur M. Chick, externe des Hôpitaux**).

Sokoloff. — Pièces d'embolie des artères mésentériques supérieure et inférieure (*Société des Médecins de l'Hôpital d'Obonchoff*, à Saint-Pétersbourg, 11 décembre 1909).

PICOT. — Un cas de thrombose des veines mésentériques pris pour une colique hépatique (*Revue médicale de la Suisse romande*, 1908, nº 8).

BRADE. — 2 cas d'infarctus de l'intestin par thrombose de l'artère mésentérique supérieure (*Association silésienne pour l'avancement des sciences*, 1909, 22 janvier).

BARDY. — Contribution à l'étude de l'infarctus de l'intestin (*Périodiques scandinaves. Finska. Lakaresallskapets Handlinger*, mars 1910).

BRUNO. — Thrombose des veines mésentériques (*Gior. ital. de Sc. med., Pisa*, 1904).

RAVENNA. — 4 cas d'infarctus hémorragique de l'intestin (*Gazetta degli Ospedali*, 1908, 12 avril).

RAVENNA. — Sull occlusione dei vasi mesenterici (*Revista veneta di Science mediche*, 1909, [illegible] février).

TABLE DES MATIÈRES

Poitiers. — Imp. G. Roy, 7, rue Victor-Hugo.

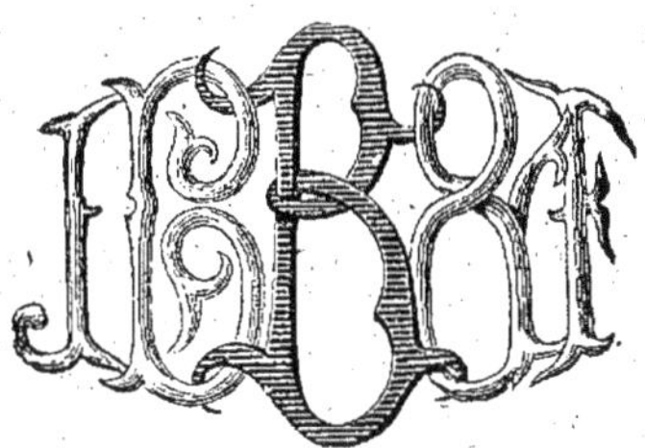

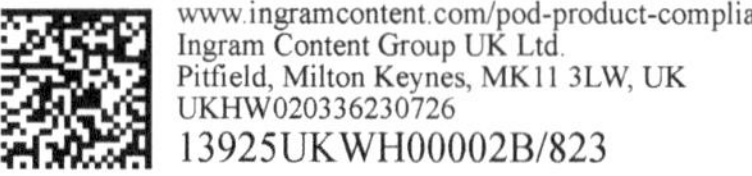

www.ingramcontent.com/pod-product-compliance
Ingram Content Group UK Ltd.
Pitfield, Milton Keynes, MK11 3LW, UK
UKHW020336230726
13925UKWH00002B/823

9 782014 023770